【附32張彩圖示範】

高堯楷——著

養氣

神隱中醫15年親身實證的幸福功法

氣功，就是一種好好過生活的功法。
好好觀察自己的思想，讓自己幸福。
好好觀察自己的飲食，攝入好的養分。
好好培養自己的人際關係，讓物以類聚、常親善人。
好好觀察自己住的地方，風生水起，能量流動充沛，睡得安穩。

〈推薦序〉

理自己的氣，跟著高醫師修幸福的氣功課

◎楊斯棓

跟堯楷畢業自同校同系，虛長幾屆。離開校園後，我不願再以學長自居，因為畢業後的狀態其實是歸零重新學習，在不同領域練功打底，以求苟活於亂世。我拿了家醫科專科執照，也擔任過診所經營者、職業講師及管顧公司首席顧問，目前看書的時間比看人多，堯楷則在中醫領域深研。我們各自在年屆四十時擇其所擅，相惜相交。

近來新冠肺炎肆虐，波及百業，醫業的影響也不可謂不大。我們當然知道醫者最理想的狀態應該是祈求：「但願世間人無病，寧可架上藥生塵。」

許多經營小兒科診所的朋友捎來訊息，說近來「業績」掉了不少，一大原

因是家長們恐懼武漢肺炎，小孩稍微流個鼻水，不再堅持帶去診所要求「吸鼻子」。這對醫師來說，憂喜參半。喜的是減輕了若干沒那麼必要的勞務，但都沒有病人上門的話，就是得拿老本發薪水給藥師跟護理師了。

中醫診所的經營者，憂心忡忡更甚西醫。因爲許多中醫師辯證論治後開立中藥，如果本該從中國進口的中藥都斷供了，光有醫術，沒有藥物，也難以解決眼前病人的問題。

與堯楷常在臉書上閱讀彼此的長短心得分享，有時聊投資，有時是我對於氣等相關問題舉手發問，時而是針對上述觀察社會現象後的議論。凡此種種，和堯楷的談話，多有討論，少有爭論。

我的投資邏輯是只用自己的錢投資，不代操，不替自己惹麻煩。賺錢有一個很重要的意義是：我更有能力捐輸給需要的人，這是我快樂的泉源。我在堯楷的臉書文章裡，也經常讀到類似觀念的分享。

對於氣，我有很多疑惑。

過去看診的時候，一天若看超過一定數量的病人，晚上吃完晚餐後，我就會體力不支，倒在沙發上睡到十一點，洗完澡後繼續睡到天亮。如果適逢國定假日，白天到傍晚，我用看書取代看診；雖會疲倦，但晚餐後散個步，還有力氣維持好幾個小時的清醒狀態，絕非看診後身心被掏空的極度倦怠感。據此，我曾向堯楷請教病氣一說。堯楷試著解釋，讓我得知「念頭」重於一切，我不能執著地想用病氣說詮釋自己的疑惑。

若無閒事掛心頭，便是人間好時節。這句話看似平凡，卻一點都不簡單。我們要寬容看待周遭的人事物，內心才不容易起煩惱，才不會馬齒徒長，而日日有所成長。

至於如何從煩惱熾盛走向寬心從容，理自己的氣，釋自己的疑——我想邀你一起上這堂高醫師的氣功課。

（本文作者爲方寸管顧首席顧問／醫師）

〈推薦序〉

一套獨特的氣功練習法則

◎林淞沂

氣功在我國源遠流長，是中國傳統文化瑰寶之一，內容極其豐富，古代的導引、吐納、服氣、胎習、存思、守一、內視、坐忘、心齋、內丹、止觀等，都屬於氣功範疇。《黃帝內經》提到：「正氣存內，邪不可干，邪之所湊，其氣必虛。」

如果從現代醫學的角度看，氣功鍛鍊是一種有益於身心健康的呼吸導引、意念、控制學習訓練，強調人體內有強大的自然防禦體系，可自療自癒各種病症。目前已知世界各國中、西醫投入氣功研究成果非凡，經臨床實驗發表論文的數量也非常可觀，已經被證實是預防及治療疾病的有效方法之一。

高醫師具有中、西醫學專業，研習氣功精進不輟，並結合多年臨床醫療實務經驗，發展出一套獨特的氣功練習法則，簡明易懂、功效卓著。高醫師匯集一〇八年在台灣北部、中部、南部三地演講的精華，整理成《養氣》一書。書中所提：天樁、地樁、打通任督二脈、肚臍採氣、連接天地陰陽結合等多種練習心法，皆是自身實證，從眾多門派功法創新而成，視人身爲小宇宙連接大自然，成爲「天、地、人」三才合一。藉由不斷練習隨時與天地連接，達到精、氣、神三者與天地合一的境界，分享各門派視爲祕傳的練法。

氣功不是玄學而是通訊醫學，是在講人與天地串聯的方式，是突破傳統的練習，精神可感可佩。藉由本書希望集合全體之力量，推廣此法，並進一步以醫學科學驗證，嘉惠更多朋友。

欣聞高醫師研習多年的氣功法出版付梓，未來必能匯合「自然醫學」與「整合醫學」，突破現有的醫學瓶頸，在全國及世界健康保健措施中，得到驗證，造福人群，更能將中華民族智慧與世界共享。

（本文作者爲政大氣功社社長）

〈推薦序〉以氣舒壓

◎郭博昭

現今社會步調快，訊息更多，尤其在手機等連網設備普及後，訊息的數量更是以前無法想像。想想看，自己現在一天要接收多少影音訊息？要看多少電子郵件？網路通訊無遠弗屆原本是一項進步，同時卻也造成了無處可躲的壓力！別小看這些短訊，在讀取時，身體好像沒有在動。實際上，眼睛在看，大腦在想，手在滑動，在身體與心理上都逐漸累積了壓力。日積月累的結果，可能會導致一些以前無法想像的問題。

適當的身心壓力，是生活上無法避免的。應付得好，可以爲自己帶來好處，譬如在工作上解決困難的問題後，可以換取回饋與薪水。應付不好，可能會失業，失業後雖然免除了工作壓力，但如何養活自己又成爲另外一種壓力。壓力是很難憑空消失的，如何跟壓力和平相處，反而是值得學習的課題。

我長期研究自律神經，包括儀器開發、訊號分析、基礎醫學與臨床應用，就是在用各種角度來研究壓力如何影響自律神經系統，甚至整個身心狀態。目前已經知道，當壓力來臨時，交感神經會亢奮，讓身體進入備戰狀態以對付壓力。當壓力過去之後，交感神經得以休息，如果身心順利進入適當的狀態，副交感神經就可以發揮與生俱來的作用，進行身體的修補。

從能量的觀點而言，交感神經掌管的是能量的消耗，會分解身體的成分來換取能量（又名：分解代謝〔catabolism〕或異化作用），以應付外界的壓力。副交感神經掌管的項目跟交感神經相反，是吸收能量以合成身體的成分（又稱：合成代謝〔anabolism〕或同化作用），進行身體損傷的修補。分解代謝加上合成代謝，就是大家熟悉的新陳代謝（metabolism）。透過觀察交感神經與副交感神經，我們可以偵測到一些介入手段的效果，包括先前難以量化的療癒方式，譬如中醫、針灸與氣功。

高醫師是中醫界的年輕新秀，在求學時期已嶄露頭角，執業後更救人無數，已經是一號難掛的名醫。令人佩服的是，他爲了更深入了解中醫與氣功，並導入科學研究的實證方法，選擇到陽明大學腦科學研究所攻讀博士學位，並到我的實驗室進行研究。雖然氣功是歷史悠久的養生法，幾乎每個東方人都耳濡目染，但到目前爲止仍然不容易量化效果。即便如此，在當今步調快速與訊息爆炸的時代，氣功提供了一個紓解壓力的有效方法，相關的科學證據就成爲亟需被滿足的領域。若在有感的療癒之外再加上科學證據，對於推廣氣功這一門古老技術，絕對是如虎添翼。也因爲這個浪頭，讓我跟高醫師在學術領域上結緣。高醫師在研究的過程中，將先前練習氣功的經驗與觀念整理成冊。一方面傳承經驗，讓初學者或熟練者都能夠得到重要的訊息；以研究的角度而言，也是文獻整理的過程。

氣功涉及許多複雜的身體與心智活動，並不容易寫得完整，也造成傳承上的困難。市面上已經有很多書籍在探討氣功，傳到美國之後修改爲「正念」（mindfulness），再傳回東方。這些論述各有特色與觀點，只要是有實證依據的原創著作，都有一定的貢獻。高醫師以多年的親身體驗，再加上中醫師的專業底子，完成這本《養氣》。在書中，高醫師用淺顯易懂的文字配合圖像，大方分享自己累積多年的練氣經驗。高醫師受過中、西醫訓練，因此書中的文字與圖解，精準描述了原本很難捉摸的氣、穴位與經絡運行，讓讀者容易理解。雖然氣與經絡在目前被歸類爲另類醫學，但高醫師在書中盡全力以科學化的方式來呈現。底子是不藏私，表現出來的就是禁得起重複檢驗的科學描述方式，這也是本書難能可貴之處。對於沒太多經驗的初學者，高醫師的親身經歷與流暢文筆，就好像一位親切的老師在耳邊循循善誘，想把最好的傳授給你。讓人一讀就能迅速入門，並且欲罷不能。

非常樂見高醫師第一本著作的誕生，希望這本書能夠進一步落實高醫師救衆生、求眞理的目標。也希望讀者能夠從本書中得到啓發，讓苦於壓力的人得到緩解。

（本文作者爲陽明大學數位醫學中心主任／腦科學研究所教授）

目次 Contents

第二章 勤練天椿和地椿，隨時與天地連線 085

第四章 保護自己的方法

第五章 幸福的宇宙法則 189

〈自序〉一起來養氣

很開心跟各位讀者朋友見面！

坊間有很多氣功法，而本書提到的練氣法，是我從大學時代至今所學到對氣功的認知中，挑選出最簡易且有效的幾個功法；但並非學了這幾招，就包含所有的氣功體系喔！

練氣功，爲的究竟是什麼？

我認爲是「幸福」。

氣功跟幸福，究竟有什麼關係？

身爲中醫師，我發現，當一個人的身體狀態磁場圓滿的時候，是非常心曠神怡的，充滿愛心與包容。這種狀態，就是大家一直想追求的心的安定，身體的輕盈感——輕安感。

這個時候，內心不會有任何假想的恐懼。

放掉恐懼的信念，感官通暢，自能心安

恐懼，是阻礙流動的繩索，而所有感官的不流暢，都是來自我們內在不協調的投射。那些「不這樣做，就會怎樣怎樣」的信念教條；或者「不能這樣做，不然就是對誰不敬」等信念，請將它們放掉。

戒律或者教條的立意都是好的，但是如何不被綑綁束縛？很簡單，請反過來讀。

戒律或教條並非在限制我們，而是在告訴我們：這樣子做下場通常不好，不要往那個方向去。而不是「不這樣做就會遭到不好的下場」。

這一點非常重要。

讀書也是如此。當你感受不到你讀的書、或者經典所傳達的善意與愛意的時候，內心充滿的反而是「完蛋了」「我都做不到」「我一定會下地獄」「慘

了」之類的畫面，而當這個畫面在你的潛意識成形後，就會表現在日常生活當中。

因此，當我們在讀書的時候，請特別去感受、體會作者的出發點是什麼，而不是看到書中寫的就完全相信。

當我們感受到書中的善意與溫暖，你的觀念自然就會順暢。觀念順暢，身體就不會感到違和；身體不違和，你就有辦法心安。

練氣功，讓自己及接近我們的人更幸福

一個人氣功練得很強，卻感受不到輕鬆感，或者維持不了輕鬆感，等於沒練。

練氣功跟所有的事情都很像，起心動念最重要；當起心動念不同，結果也不同。

一切氣功的基礎，都不在於你氣多強、多厲害，而是在於是否以**幸福**為核

心、爲出發點：這一點是本書最想強調的部分。練氣功，不是要表現給人看，也不是要贏過誰、強過誰。練氣功，是爲了讓自己及接近我們的人更幸福。從這個角度出發來練氣功，那麼，你將會發現自己一天比一天幸福快樂；而當你與天地接上線後，豐沛的磁場將會影響身邊的人，傳送這份幸福與幸運。

培養好氣感，快樂、幸運、健康跟著來

幸福其實藏在不知不覺之間，要學習轉念觀察，取代會大量消耗你能量的人事物。比如學習祝福，如同有天我家樓下出現了流浪漢，我以內在的神性祝福他內在的神性，之後就放下這件事，回家時他就不見了。

當我們用更高端的角度來看事情，你練到的自然就會是很好的氣。也就是說，氣不是你採了就有，你的觀念當中沒有幸福，好的氣在你身上，也會變成

低階的功用。

核心的想法跟觀念，才是決定你會怎麼走、怎麼練的關鍵。你的觀念愈幸福，自然身體就是幸福的、細胞就是幸福的，表現出去的投射也都是幸福的。

這本書寫的是我學氣功十數年整合的核心精華，希望讀者朋友看了後，不要因此認爲其他的功法就是不正確、不完整的。包括我現在認爲最適合的方式，也可能因應整體氣的變化，或個體的獨特性而有不一樣的呈現。因此，書中提供的是核心方法。讀者朋友在練習之後，若能找到適合自己的方式，也是我非常樂見的。

過去在開課時，會聽到學員質疑其他功法是否不正確，並不是這樣的，各門派都有自己著重的地方，而我希望主軸是以「幸福」爲主。出發點不同，強調的功法就會不同，練出來的感覺也不同，希望讀者朋友不要因爲看了本書後，質疑你目前的老師或不同的氣功，造成其他老師教學上的困擾。

不管過去你是否練過氣功，在閱讀本書時，你的經絡將會慢慢在不知不覺中解開，你的身體不再是以前的你，不再死板板、硬梆梆。

透過本書簡單但有效的方法，每日或想到時就練習，你將親身感受到更大的幸福。甚至以前接觸過氣功法門卻練不起來，以本書教授的方式做爲基礎練習一陣子，不久後也會發現，當你重啓練習時：咦，怎麼突然就練起來了?!

每天給自己一點時間，練習天地二樁、開任督二脈、練肚臍採氣，當好氣感出現時，你將會發現自己的覺察力變敏銳，可以感受到他人的情感，不再陷入二元對立中，感動圓滿油然而生。

祝大家都幸福平安，經絡通暢，吃百二。

〈前言〉

一輩子受用的人生禮物

自從開了臉書後，愈來愈多臉友對我的行醫之路感到好奇。

有很多病人說我是「神醫」，我覺得很不好意思，學海無涯，我還在學習中。

關於我的行醫故事，要從五歲那年開始說起。

五歲的某一天，一個聲音告訴我：「你的身體不是你。」

你的身體，並不代表真正的自己。

之後，也有不同的聲音說：「你是○○○！」

當時，我採取不理會的方式。

直到人生出現兩個重大轉折……

大卡車在我面前停了下來

國中二年級時，我情竇初開，喜歡班上一個清秀可愛的女生。有一天放學，我騎著單車，偷偷跟在同樣騎單車的她後面。在等紅綠燈的時候，我故意耍帥騎得很快，準備從背後拍她，告訴她：「某某某，我要先回家囉！」眼看喜歡的女生近在咫尺，意外卻從天降臨：我的腳踏車踏板卡進她的車輪裡，還沒拍到背，就聽到「砰」一聲：她跌倒了，我因為衝力太大，整個人彈飛，跌進對面的車道。

驚魂未甫的我剛落地，立刻看到前方有一輛十噸重的大卡車疾駛過來……

「完蛋了，要跟大家說掰掰了！」我心想。

神奇的是，大卡車竟然就在我的面前停了下來，距離我的頭不到一公尺。天哪！這怎麼可能？明明就要撞到我了！

因爲這神奇的經歷，我開始相信這個世界上絕對有誰在保護著我們。

念書突然開了竅

從國小五年級開始，我每天早上五點起床念書，儘管我這麼認眞，在班上的成績卻不怎麼好。上了國中後，我被分到普通班，非常努力想要考進班上前十五名，偏偏怎麼樣就是達不到，全校排名也只是中段；不料就在這次事件後，一夜醒來，隔天望著考卷時……

這些題目怎麼突然都會了？

一個禮拜後期中考，成績揭曉。

我考了全班第一名，同時是全校第三名。

因爲這兩次的神奇經驗，我更確定有很多無法得知的誰在幫著我。

經過這兩次轉折後，我開始對玄學感興趣，常常到書局翻看《山海經》《聊齋誌異》這些鬼故事。不過，沒有受到任何啓發。

到了大學一年級，我又經歷了人生另一次轉折。

從古醫書到開始靜坐、接觸氣功

大一時，我就住在教室對面的宿舍，常常在老師要點名時，只要同學call一下，我再趕過去都來得及。有一天，同學忘了call我。發現睡過頭，我趕緊跑去教室上課。

坐定後才發現——我跑錯教室了。

我是中醫系，卻跑到醫學系的教室。此時，醫學系剛好在上中醫學導論，聽完之後我驚爲天人：爲什麼這麼好的課是在醫學系，而不是在我們中醫系呢？不行不行，中醫系老師這樣分段教學，我是沒有辦法學到全套東西的。

我決定將學習時間縮短，不想耗了八年只學到一點東西。從大二開始，我開始自習，每天都泡在圖書館裡，先看《傷寒論》跟中醫的一些醫書，慢慢的，我注意到一些比較早期的書上認爲：中醫是一種結合「山、醫、命、相、卜」五術的學問。山指的是修練的方法、醫是醫學、命是命理、相是面相／手相術、卜是占卜，這五種觀念合在一起，才是完整的中醫學。

我開始往「完整中醫學」的方向鑽研。首先在大二時閱讀氣功書籍、找影片來看，但是書跟影片所教的方法都非常片段，唯一可以確定的是打坐對身心靈有幫助。

於是，我開始每天花兩個小時打坐。

一個大學生每天不花兩個小時的時間讀書，卻是在打坐，可想而知，我的成績一定吊車尾。記得畢業時，我們班共一百二十人，我大約是一百多名左右（名次在我後面的都是僑生，我贏在語言優勢）。

我採用的打坐方式是書上寫的，在床上正襟危坐。就這樣持續不懈打坐兩年後——什麼事都沒有發生。我，完完全全還是個大痲瓜。

大四時，因為感情挫折，失戀後覺得人生好無趣，想想書也讀得不怎麼好，練功又完全沒有成績，唯一能想到的就是向地藏菩薩發願：我希望追隨祂的誓願——「地獄不空，誓不成佛。」

幾天之後，我認識了一位氣功師父，並跟隨他練功。

至今，我還記得他一開始就問我：「你知道自己是怎麼來的嗎？」

我搖頭說不知：「我只是跟神明許願，然後就遇到師父您了。」

「你是某某廟的地藏王菩薩帶來的。」師父明確講出是哪座廟及菩薩名，而這件事，只有我一個人知道。

此後，我確認了靈界的存在。

嘗試結合中醫與氣功

雖然師父常常幫我灌氣，但我還是沒有特別的感覺。有一天，我與同學去台中大坑的慈惠堂，裡面供奉了華陀。這間慈惠堂的乩童是藉華佗的名義行醫助人，輪到我的時候，華佗上師說：「年輕人，你很有慧根喔，我幫你處理看看會不會比較好！」

「華佗上師，我想要學醫術，你可不可以把好的醫術教給我？」我問。

「好好好，我幫你看看！」接著，乩童就拿香在我身上繞一繞（有點像收驚的動作），當場並沒有什麼特殊的感覺。當晚，我夢到一個老人在一間有八卦形蒲團的房子裡跟我說話。那場景，就跟武俠小說寫的一模一樣。

雖然我不記得夢裡的老人說了什麼，但那一夜之後，我開始能看到每個人身上有光（類似能量光）。

這是我第一次體驗到的神奇經驗，也是從那個時候，我身上開始出現氣感（身上有種刺刺痲痲的感覺，後面章節會有更詳盡的內容）。

就這樣，我開始研究怎麼將人體、將我看到的光跟醫學結合，研究怎麼樣把生理現象跟治療的方法結合，以達到治療的效果。就這樣不斷驗證、不斷研究、反覆驗證。

在我當兵的那一年，終於研發出一個可以在臨床上使用，將人們身上的磁場（氣）與中藥及針灸結合，完成了用氣功診斷疾病與治療疾病的模式。

這幾年，我開始接觸密宗、道家，還有佛家，也去霧峰山上找一位師父：這位師父可以三天三夜不睡覺，每天幫人治病，很多來找他的患者都是重症，他卻可以一天只休息一個小時。

眼見爲憑，我相信當一個人練功練到某個階段時，眞的會有這樣的能力。

目前，我所使用的都是經醫學驗證的方法，也因為實證夠多，我更清楚知道氣功的好處。

學習氣功至今已經十多年，有一天，我在臉書上分享我對氣功的想法及經驗，得到非常多的迴響；也在大家的敲碗下，辦了北、中、南三場演講，場場爆滿，尤其中部還因為人數過多，換了三次演講廳。

每天練兩式、開一脈，一輩子受用

很多人聽到氣功，首先會聯想到的是功法太多，光想就累，沒時間練。不不不！在這本書中，只需要學會兩招（天樁和地樁），每天持續練，就能讓正氣豐沛。

我是一個非常講究效率的人（看我在大學時寧可自學就知道），每每在自己學習有所獲時，總會想著：怎麼樣可以有效、又迅速地讓大家得到精華。

這本書，除了有我學習氣功的提煉外，當然也有中醫本行的精粹：用觀想運作、開啓任督二脈的經絡通暢法。

此外，太陽與月亮是我們的能量來源之一，我也結合了靜坐與採氣，教大家如何在五分鐘內完成肚臍採氣，與太陽、月亮磁場共振。

有句話說「兵貴在精不在多」，每日練兩式＋開二脈，是我從大學開始學習至今的，送給希望養身及養氣的讀者朋友，一輩子受用的禮物！

第一章

氣感好，人不老

人生病是無法預防的，只有提升自己氣的品質，一開始就編織有系統、穩定且耐衝擊的生命藍圖，你的「氣」，會循著這個藍圖結構做修復的動作——這就是治病。
接觸善地理、善友、善知識，用簡單與純粹來淨化你的生活、財富和身體，每日不斷淘洗氣的品質，得到提升。關鍵是：讓自己處於輕鬆幸福的狀態。

先知道自己在練什麼

提升好氣感

行醫時，我最常被問到要如何保養身體？我會說，唯一的路就是提高你的覺察程度。而覺察程度如何提高？就跟你的氣有關係。

提到氣，大家第一個想到的就是氣功。無論打坐或氣功，都會提到所謂的

「氣感」。氣感就是氣的流動。

有了氣感，還要有「好」氣感。

本章將告訴大家，各種與氣相關的知識。氣功的門派衆多，如何挑選？爲什麼感受不到氣的流動？如何判斷氣的好與不好？氣功的種類很多，到底要學哪一派才好？如果學了A又想學B，會不會互相干擾？老師要怎麼找？氣又要怎麼練才會好？同時再告訴讀者朋友，如何只練肚臍採氣，就可以保養到心、腎、肺、肝。

練氣，讓身體完整

「高醫師，看你這麼年輕，皮膚又這麼好，平常是不是有練什麼很厲害的武功？」

「有耶，我從大學時代就開始練氣功！」

「我就知道！」

說到氣功，很多人會覺得，氣功是長輩爲了健康、退休殺時間，或者對氣功有興趣的人在練的。

這是因爲你不知道氣對我們有多重要！

爲什麼要練氣功？

現代的醫學有動脈、靜脈、神經系統，將這些系統保養好，難道不夠用嗎？

是的，不夠用，因爲這些系統缺少了人體內在與外在的連結；而這個連結，就是所謂的氣，也就是人與大自然連動一體性的關鍵，掌管著人的演化跟進化。

所以練氣功，主要就是把自己的內在、外在連結回來，讓身體完整的一種方式。

太陽、月亮，還有星宿的運轉，引力或者輻射都與我們有一定的連動，卻影響不了動脈、靜脈的走法（因爲比重拉不動），但可以影響體內分子量更細微的元素。正是這些微小的元素，讓你產生律動週期，產生細小的蛋白質變性，讓你可以變成另一個想要的自己，這就是氣的連動性。

因此，把氣的醫學連結上現代醫學，就是一體性搭配科學性的完整醫學，而一體性原本就是科學的，只是現代醫學爲了方便觀察而分門別類。

既然氣會讓你進化，氣當然也會讓你退化，所以才有能量、磁場、清與濁的學說。

人們都希望自己能量強，磁場乾淨、人見人愛，所以我們當然要找好的、可以幫助自己進化的氣場。

就像是日本的水蜜桃，跟蟠桃園的仙桃比，當然是蟠桃園的更好，氣更好；就像有機米、有機蔬菜、有機肉品，可以提供我們更加細膩的養分能量。

氣功，說穿了，就是一種好好過生活的功法。

好好觀察自己的思想，讓自己幸福。

好好觀察自己的飲食，攝入好的養分。

好好培養自己的人際關係，讓物以類聚、常親善人。

好好觀察自己住的地方，風生水起，能量流動充沛，睡得安穩。

愈成熟的法門愈穩定

坊間氣功門派多，雖然各家氣功的功法不同，歸納到底不外乎兩件事：一是採氣，第二個就是運作路徑。

光是採氣，依來源不同，就可以分成好幾百個派別：可以採仙氣、藥氣、食氣、草木的氣、山川的氣、地氣、財氣……

在運作路徑上，也可以分成好多派別，不同的路徑都是各家的經驗之談：有些走任督二脈、有些走中脈、有些走血脈、有些走氣脈、有些走脈輪旋轉、有些走眼睛……各種路徑的目的都是類似的，就是爲了讓身體的能量運作暢通，降低阻力，提升能量。

氣功是一種能量調整的藝術。我認爲，如果能夠在愈短時間，調整出愈漂亮、愈穩定的人體模型，就是一個優秀的氣功法門。

所以，法門沒有對或錯，一山還有一山高，但愈成熟的法門就愈穩定，因爲已經千錘百鍊，照著做，就八九不離十。

演講時，我發現不少學員都練過一種以上的派別。在這裡，我建議練一派就不要練別派。原因有兩個：

第一個原因與武術氣功派別有關。武術的框架，練的就是爲了把形固定，如果又練了其他的框架，你的形會走壞，影響到身體。所以，如果是走武術氣功，絕對不要去接納別人的功法，就好比練猴拳跟鶴拳完全不同。

第二個原因是各派核心概念不同。

有些氣功是練幸福開心的、有些以練脈輪爲主、有的以「武功」爲主，也有主打採氣，或者練能量場的吸收。所以，各家派別的核心概念是不一樣的。當我們的概念貫通之後，此時懂得修正，再兼容不同派系就沒問題；當不了解核心概念又練不同門派時，很容易錯練。

例如：很多人喜歡採樹的氣，覺得有利於肝臟，卻不知道採葉子的氣跟採樹根的氣，能量是不一樣的，採錯也許會不利於膀胱。

又如不少人會學習採太陽的氣。當我們吸太陽朝氣的時候，就是意圖把細胞裡的粒腺體像植物一樣行光合作用，或許久了可能會成眞；但你是否想過，當人體進行光合作用時，也會產生其他的變化呢？這眞的是你要的嗎？

因此，我想再次強調，練氣功，首先要先了解自己在做什麼，練出一個藍圖之後再修正；一旦我們的身體沒有練氣功的大藍圖，內心就愈模糊，一旦廢氣卡到身體裡，要修正就需要耗費更大的工夫。

當我們知道自己在練什麼時，即使是五分鐘，也許還超過別人練一個月。

如果不了解氣功到底在學什麼，這個也練、那個也學，只是浪費時間而已。

高醫師氣功教室

這樣挑老師，很容易！

氣功練得如何，看老師最準：

．老師的皮膚愈好，表示老師的氣愈細膩。

．老師年老了還能滿頭黑髮，表示老師的功法完整。

．老師的氣色飽滿，表示老師的練氣方法，採氣來源恰當。

有這些條件的老師，是我個人判斷氣功練得好不好的基本方法。

求快練錯，反削能量

在武術或氣功系統裡，有三個層次，分別是「練精化氣，練氣化神，練神還虛」，有點像是初階、中階、進階的過程。

每個人的資質不同，基於過去光是從「練精化氣」要到「練氣化神」，就需要非常久的時間，更別說從「練氣化神」到「練神還虛」。因此，現在很多體系都先直接從「練神還虛」開始。

另外一個原因在於：我們根本沒有精可以化氣。

「練精化氣」指的是我們生殖機能的能量：它不見得是精蟲，也不直指卵子，而是一股先天比較興盛的能量（一般人感覺不到）。

在練功時，當這股能量突然轉化成高能量，會有一股電流出現，這就叫練精化氣。練精化氣之後，經絡就順著人的督脈，比如說腦脊髓液的路徑，或是骨髓的路徑，甚至是神經節的路徑，上升到腦部。

現在人因爲熬夜、房事、月經失調、泌尿道感染或者飲食不節，導致腸胃功能不好，肝功能不好，水分電解質調節失控，造成腎、肺跟身體的負擔。

這些，跟皮膚調節水分都有關係。一旦造成負擔，身體的阻力是超級大的，所以，根本沒有能力練精化氣。

我大二的時候也是一樣。因爲熬夜讀書，組織張力太大，完全沒有能力由「練精化氣」往上練，而是師父直接幫我從「練神還虛」開始往回練。

但一般人如果直接從「練神還虛」開始，很容易練錯。當下半身的能量不夠時就開始導引（例如藉由觀想從海底輪導引到腦部），原本腦部的氣比下半身來得好，但是當我們把粗糙的氣經過意念往上移，如此日復一日、年復一年，頭髮會開始變白、眉毛也開始掉。眞正練得好的，即使九十幾歲了，眉毛、頭髮都還是黑的。因爲他練的氣是清澈穩定的氣。

所以，我們**不能在沒有能量的狀態下硬要導引**。

當一個人脈輪開的時候，印堂會開始放光，而放光的時候，很多無形（好的或不好的天使、神）會看到你，會意圖來引導你走他們那派的路，你的識神（編按：控制生命體行爲的意識體，位於大腦中）就會受到干擾。

所以，爲什麼要歸宗？像佛教就是皈依，基督教就是受洗，道理都一樣。爲什麼要有老師保護你？因爲要避免被錯誤引導。老師講出來的話，往往會有一些感染力跟渲染力，一旦走錯路，影響的人也很多。

本書所提到的，就是教你如何把基礎先練好，再把開關打開，這樣就會很安全。

至於我學氣功的過程是比較特別的。因爲老師覺得我太笨，乾脆直接讓我從上面練下來，等於給我一個高能量，然後我靠能量的支持，再回頭來練。可是，終極目標還是爲了幸福。

體驗分享

每天心中充滿喜悅，很快入睡

◎張韋婷

上完課後，每天早晚都一定要練習，這已經融入我的生活。早上起床先地椿，再天椿，再地椿。感覺整個人回到和諧，輕鬆、自在。心中充滿喜悅能量，再去做任何事情，都可以好好面對。就像是一個很棒的調頻。晚上睡前直接躺著做地椿，把所有負擔都交給大地，很快就入睡了。早上起來眼睛亮亮的，以前腰部的緊繃改善很多，連排便還有月經都變順了。

很開心，很感恩。

方法對，就有好氣感

氣感不來是因為能量太低

我在前文曾經提到，大二開始我每日必打坐兩個小時，兩年下來卻什麼成果都沒有。

這樣的情形並不少見。演講時，也有學員提到打坐時感受不到氣的流動。

爲什麼打坐沒有氣感？

原因在於身體的阻力太高、能量太低。

當一個人熬夜、女生月經來、喝醉酒過後，或是剛讀完書很累，神智有點不清楚時，打坐是練不起來的。

在能量不夠集中時，身體爲了保護我們，必須用僅存的一些能量（也就是氣），去保護特定的組織跟經絡，所以也就無法再有多餘的能量去支援其他的地方。

舉例來說，當腦部出現警訊時，能量會集中在腦部，以保護腦部。此時，會發現腰及腿部弱弱的，這就是能量分配不均所導致，不需要太緊張。

因爲當時的能量存款就只有這麼多！

大家可能聽過，很多企業家或女強人一天工作長達十六小時仍然精神十足，說話鏗鏘有力，這是因爲：**此人身上有氣**。**氣，同時也代表著福報**。福報不夠時，擁有什麼都不會太久，因爲沒有資格留住。氣足的時候，就可以給人安定感。

如果一個人氣足但後續不懂得維持，氣也會慢慢消失。

我們常常看到名人在達到巔峰之後際遇各不同。如果在巔峰之後，有慢慢修正的話，還可以持平，否則很可能就會往下滑落。

一切都在於個人的所作所爲。

因此，當氣感不來時，除了要修正我們的作息或生活習慣、練習後面第二章所教的功法外，也可以試著多做善事累積福報，並且在每一次的起心動念時多多覺察自己。

高醫師氣功教室

打坐就流眼淚或鼻涕的原因

打坐到後來會流眼淚，是氣卡在氣管過不去，就變成喉嚨癢，想乾咳。當喉嚨卡住後，就會開始掉眼淚。

當氣卡在氣管時，請多運動，就可以改善（以印度的脈輪來說就是喉輪，道理上相通）。

文火與武火：好的氣與不好的氣

氣，有分好的氣與不好的氣，分別是：「文火」與「武火」。

‧文火走自然

如果以炒菜來比喻，文火就是把人體的修煉「慢慢炒」。

在人體內慢慢炒，是什麼意思呢？

就是整個人放輕鬆，很自然地感受到內在身體的流動感，也就是文火。

當我們將自己放輕鬆，進入一種準備好的狀態時，內在的生命力就會開始展現。而這個「準備好」的狀態，並沒有這麼容易，要精、氣、神三方面都能量滿滿，才會達到自然的文火反應：完全不用意念，只是覺察，讓能量線開始走動。

大部分的人在學氣功時，無法完整走完文火的路線，而是一開始就去採氣：最常見的是採樹木的氣、山川的氣，或者對著太陽採氣；有些人會去採礦泉的氣、有些人採沉香或檀香的氣，有些人採藥草、藥酒的氣。雖然效果感應快，但是，這些畢竟是外來的氣。

這樣不好嗎？

並不是不好，而是，如果可以讓人體自發性的荷爾蒙代謝完整、醣類代謝完整、腦部開發完整，非借助外面之氣，才是眞正符合人體的大藥法則。

‧武火用意念

武火是用你的意念導引，非自然地讓氣流動，而是用意念控制。

武火並非不能使用，但前提是：必須**在陰陽協調的狀態下運作**，否則會練到不好的氣。

不好的氣在身體運轉，就會形成老化。所以，一個人功練得好不好、急不急躁，看皮膚、頭髮就知道。

沒有能量的導引時，氣都是比較粗糙的，練出來的人會更老、更醜，體力更差，唯一的好處是氣感變好。

這就是爲什麼練氣功，練到後來很多人覺得氣很強，可是身體卻愈來愈差，皮膚愈來愈不好；甚至失眠、上火，或是其他很多怪症狀，比如說四肢冰冷等種種現象。

所以，當氣感打通的一瞬間，感覺進入經絡在流通是正常現象；但如果一直有這個感覺就異常了。經絡通了是因爲有電壓差，從本來不通到通，就像臭水溝通了一樣，你會感覺到流動；可是當流動穩定之後，就逐漸不會再感覺到這股流動。

因此，當發現練功重複有這個流動的感覺時，反而是不對的。

這也就是爲什麼我在一開始時說，不要這個功法練一練，又去練另外一個功法。要拜老師就要學全套，當藍圖完整時，才知道是怎麼一回事。

第二章就是在幫讀者朋友建構氣功藍圖的基礎，讓你不管跟誰學，都能先打好底。

提筆至此，我想再一次呼籲，我所說的內容，在修行多年的老師身上，都是可以修正的。因此，只要符合學理、對人體有幫助、副作用愈少，我都支持，請務必記得這一點。

所以我的感受，也許不適合我，但適合你。

此外，我也不走開宗立派路線。

我認爲正確的東西不會分派別，愈高端的東西，愈可以向下兼容。如果我的理論無法兼容其他理論，代表我的理論不完整。所以我不會以宗派、信仰不同，而排斥其他學理。

我的學理是，我學完一套，其他套也可以相容。所以既然大家有興趣跟著我建立藍圖，也請務必在練習時記得我們的核心理念是：幸福！

高醫師氣功教室

如何才能把氣練得細緻？

聽到氣愈細膩愈好，很多學員摩拳擦掌、躍躍欲試地舉手發問：「要怎樣才能練出細緻的氣呢？」

說簡單不簡單，說難也不難，答案就在你身上。當一個人的想法愈清澈、愈透明、愈童真，氣就愈細緻。偏偏，這並非天天狂練就能練出來的。

一直採氣、吸天地之氣，當中可能八〇%是你的雜氣，二〇%是外來的氣。練久了就會形成保護層，此時一樣會覺得氣感很強，但非自然練成的氣，要修正時，就必須從**心性**下手，將這些雜氣轉化掉。那麼，想法要如何清澈、透明、童真呢？

每個人的修心之路不同，無論如何，覺察絕對是關鍵。在第五章中，我將告訴讀者朋友；**如何解自己的心病**、**化自己對他人的怨氣**、**解放纏繞著你的執念**，漸漸走上幸福之路，練習幸福氣功！

冷氣好還是熱氣好？因人而異！

演講時，常有學員問：「高醫師，我練功之後的氣是冷的，這樣會不會不好？」

不必擔心，氣感有分熱和冷，並非熱就一定好，冷就是不好，要看每個人的狀況。

如果一個人本來沒有感覺，因爲針灸或吃藥導致身體有些涼涼的、不舒服，練完氣功後變得心曠神怡，那就是好的，代表在排。

當一個人身體過熱的時候，接觸到好的磁場，而感覺涼的時候，也是有幫助的。

但如果是寒性體質，練了氣功，卻覺得有一股涼涼的氣在走，那這對你就是不好的。

氣感只是一種性質，要整個過完後看結果，才能判斷對自己好不好。

另外，像我這樣看得到氣的人，就會直接看氣的頻率是否適合？能量是不是往好的方向走？至於熱感或涼感，我並不會去在意。

基本上，愈高等的氣，顆粒愈細膩、愈舒服，就像涓涓細流。

如果練起來是「轟轟轟」的，又熱又粗糙，這就是人的意念的氣（即前面所說的武火）。

高醫師氣功教室

灌氣要看功力

很多人練了氣功，感覺有氣感後，會喜歡幫人「灌氣」助人。卻不知道這麼做不但不一定能幫到人，還可能會害到自己。

當功力還不夠純熟時，氣比較粗糙。沒有經過身體調整過的氣，是從腦波散發出來的「武火」，那麼對方收到的也是武火，而自己也可能因此散氣。

採氣

前文，提到不少關於採氣的想法。

我的意思並非絕對不能採氣，而是要先了解各派採氣的原因及優缺點，確定之後若決定要進行再動作。

同時，對於採氣的準備，我認爲找到適合的地點是第一步。（例如第二章提到的天椿和地椿就適合在戶外，後文的肚臍採氣法及第三章提到的開任督二脈，則適合在室內。詳見第64頁與第136頁。）

首先，花點時間，找到自己房子內或某處室外空間裡，能讓你感到心曠神怡的地點：很有可能是地上的某一個區塊。

注意，是心曠神怡，而不是單純放鬆、舒服，也不是有氣感的就是好地方。

心曠神怡的意思是，人跟思維都很輕鬆，充滿輕盈的感受。

沒找到的話，就先不要急著練，等找到再練也可以。

找到心曠神怡的地點或場所，先放輕鬆，靜坐或者甩甩手等都可以。

至於舒服的地點，也不見得是好的地點，因爲散氣也有可能讓你舒服；但散完氣，身體變乾的時候，反而會覺得不舒服。

讀者朋友可以從這個方式來判斷，感受看看哪個地點合適。

體驗分享

練習天樁，身體就暖起來了！

◎Ellie Liao

今天突然變好冷，感覺有冷到。回家突然想到高醫師教的地樁，把身體冷冷的感覺都釋放到地上，結果身體就開始暖起來了！

肚臍採氣五分鐘，同時練心練腎

曾經有病人問我：「高醫師，我們身上的器官都有作用，就只有肚臍，在出生後就沒有功能！」

不，肚臍的功能可大了！

肚臍，是我們與媽媽相連的地方，是最初我們連結能量場的泉源。

肚臍內有臍動脈和臍靜脈，當我們在母體內，能量場是從肝臟繞全身一圈再回流到心臟（稱爲卯酉周天），和出生之後很不同。

因此，我們只要練肚臍，就可以同時練到心臟和腎臟，同時還能練到肝臟和肺部交換的循環。

肚臍採氣法【基礎動作】

‧【練習開始】

當覺得身體冷時，就觀想太陽；覺得太熱就觀想月亮。以下先就觀想太陽為例：

步驟一：當鼻子吸氣時，觀想能量從太陽進入肚臍，再往下一些與臍動脈相連（見圖1-1）。

時間：五分鐘。

在練習的過程中，如果你覺得頭腦熱熱的、脹脹的或有漩渦的感覺，恭喜你，這些都是臍動脈打開後會出現的情況。

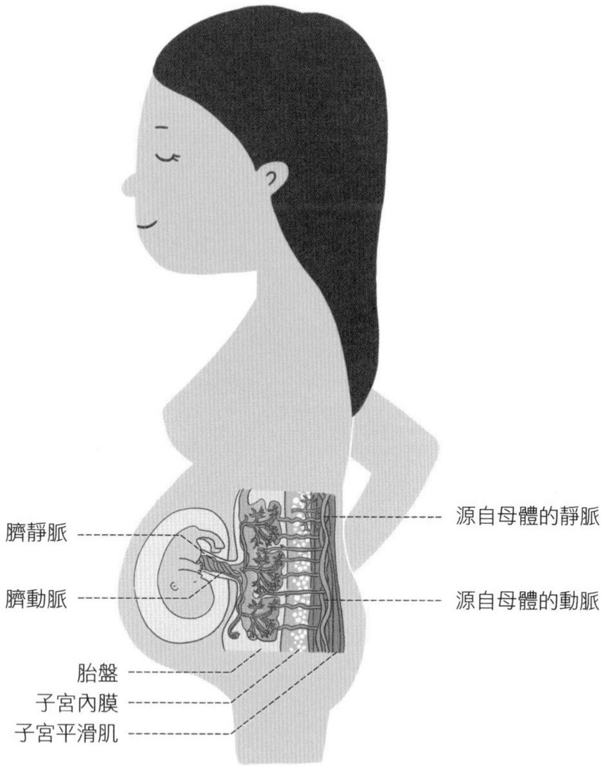

圖 1-1：胎盤、臍動脈和臍靜脈

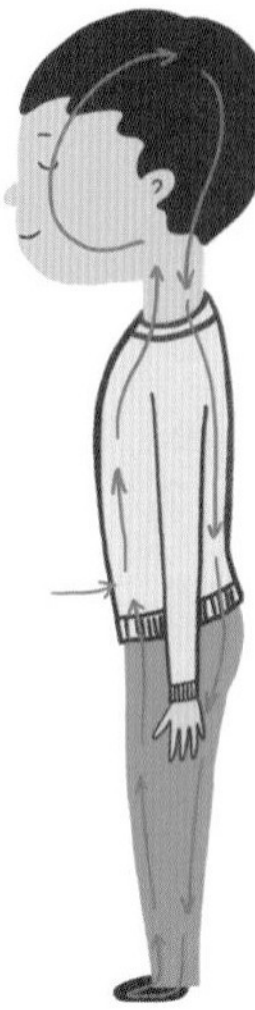

圖 1-2：從肚臍往上走，再到背後，回到肚臍

當臍動脈打開後，氣會往上跑到頭部，再從頭部後方延著背部往下順行。此時，原本精神不佳的人會重新提振精神。（見圖1-2，想變年輕也可以用這個方法。）

相對的，如果是較煩躁、易怒、過於興奮、喋喋不休，希望能夠平靜下來時，可以觀想氣進入肚臍後，先往下走，經過腳底，再往後背上走到頭部（見圖1-3）。

這一套方式是古代所說的「中脈」，也是可以走入腦部

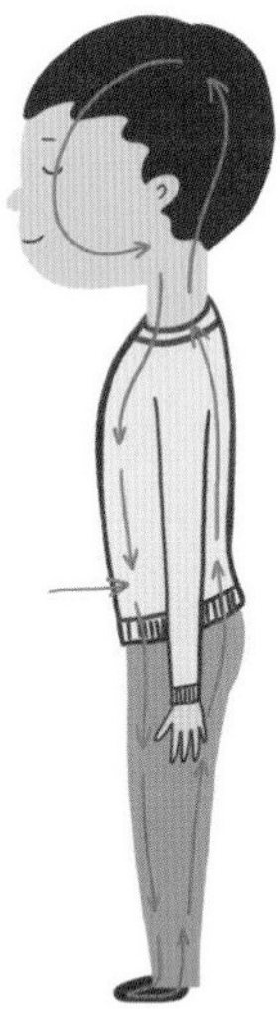

圖 1-3：從肚臍往下走，再到背後，回到肚臍

保養的功法。

我們知道腦下垂體分泌生長激素，與兩性生理週期有關；而腎上腺素與水分代謝、抗壓力相關。透過肚臍採氣法，我們的氣和血將會經過這些腺體，日日練習，便能代謝身體的廢物，增氣補血，調和身體。

肚臍採氣法只需要正常呼吸即可，重點是讓能量滋養身體。

一旦天天練習，身體能量就會增強；也因爲練習到腺體，心肺呼吸功能將更加穩定。

肚臍採氣法符合人類出生的結構，在目前我所接觸的功法中，是最容易、CP值最高的保養法。

肚擠採氣法【護腎版】

當我們練習肚臍採氣法，覺得頭脹脹、手麻麻時，就可以將雙手搓熱，並貼在兩邊的腎臟上三十秒。

此時請注意，爲了讓腎的感覺更好，我們可以使用意念，在腦中感受腎臟與手掌心相連。

請別小看意念喔！它可是很厲害的，可以幫我們把身上的電磁場與肌肉、筋膜相連接。當我們將意念放在感覺腎臟與手心相連上，效果可是比只將手放在腎臟要來得不同。

肚臍採氣法【進階版】

學會了肚臍採氣法的基礎動作之後，接下來讓我們來練習進階版。

·【練習開始】

吸氣，觀想太陽光在肚臍內順時針轉，再以逆時針轉。

感受看看，是順向還是逆向讓肚臍的能量場放大，就以此方向開始進行基礎動作，五分鐘即可。

每次進行的順、逆方式，將依據性別、時辰、節氣而不同。

如果感覺不到順、逆哪個方向適合，可以將雙手放在肚臍前約五公分處，像轉方向盤般，看看順時針或逆時針，哪一個方向的氣場比較強。

每天練習的時間最好固定，如無法固定就盡量接近相近的時間。練習時，請避開醫院或不適合的場所。

舒服爲主

學習任何功法時，在步驟走完後，可以感覺看看身心有沒有更舒服。如果有，就是正確的功法。如果沒有，可能是練錯或者不適合自己。

往下走不要天天練

前文提到，煩躁、易怒、過於興奮時，可以觀想氣進入肚臍後，先往下走。

由於這個方式太常練會過度促進生殖系統，也不建議天天練習，而是眞的覺得太過躁進時再練。

氣滿了就可以停止

一般來說，會建議練習時間五分鐘即可。有些人資質比較好，或者學習得比較快，比較熟悉這個路徑，就不一定需要五分鐘，只要感覺氣滿了（有時候是覺得頭脹脹的），身體溫暖後就可以停止。

每個人適合的時間都不同，如果五分鐘就足夠，卻想練更久，很可能會有揠苗助長的情況發生，這並不是我樂見的。

我在書中教的方法雖然簡單，卻很實際，一旦練錯對身體也有影響，因此建議讀者朋友將此當作入門書，實際的演練或細節，如能找到老師指導會更好。

過與不及都不適合。

卡住，是因爲受傷

如果在練習過程中，某些地方有「卡住」的感覺，表示該處曾經有外傷，可以多呼吸幾次，放柔一些，讓能量慢慢走。

有時候傷比較重，會有痠麻、過不去的感覺，那麼可以再多練幾天，感覺看看。

練習五分鐘後，如果身體還是覺得冷，可以再增加時間到十分鐘。

高醫師氣功教室

修正，讓自己更好

所有的功法都可能有缺點，當我們看到缺點，修正之後，讓自己更好。

傳統的任督脈有兩層，第一層是走在皮膚的表層（靜坐可以達到），第二層是走皮膚的內層，但無法讓氣與血結合。在更多的學習之後，我發現練習肚臍（中脈）正是讓氣血結合最簡單的方式。

氣功態

在武術或氣功門派中，有一個說法是，進入氣功態，才算是眞正練功。所謂的進入氣功態，就像身體進入一種準備好的狀態，好似濃度適中的電解質溶液，準備讓電流或能量在身體內遊走。

氣功態在一開始時，大多數是癢癢痳痳的，彷彿像風吹過、輕輕柔柔，或者是震動感。之後日久功深，會開始覺得有實質的空氣在身體內走，接著則會感覺像有液體在身體內走。

更之後，當你感覺有電流在身體內走的時候，就可以開始接受老師點竅了。

當氣態與液態的能量還在身體內走的時候，是無法激發身體內的特殊構造的。

這個階段的能量只是人體動能的累積，並非純陽的能量。如果沒有明師指導就跳級闖關，誘發一些特異功能，會大量消耗腦髓，變成愈練功氣色愈差的情況。

就像把冷氣插頭插在一一〇伏特的插座上，跑不動還會跳電一樣。

當身體出現電流狀的時候，第六感會開始漸漸靈光，要接受正向的指導很容易，訊息來源便很多，你感受得到自然界種種訊息。每天積累，這些小電流會在身體內散發出光芒，你會感覺到身體變了顏色。一開始可能是白光，之後變紫光，之後變成體內都是金光。

這個階段，你身體內的光芒，一般人是看不到的，只是大腦皮質跟丘腦束的感官功能的一種顯發。

這時，你就會遇到更高段的老師來指導你，一切都安排得好好的。

當磁場對了，天線開、地線開的時候，自然會接觸到很厲害的老師。此時，你的性情穩定，頻率穩定，不會散發出壓迫感，做事都很順，貴人多，學習任何東西都比較容易。可能接觸武術、棋藝，甚至學鋼琴……很可能造詣會達到某種極限，甚至更快實現夢想，成為第二個吳寶春。

我有學長練了氣功、再接觸太極拳後，練得又快又好，因為心境、敏感度、覺知度提高了。就連中醫的把脈、針灸或是任何運動、琴棋書畫等，都因為敏感度提高而學得更好。

所以不要急，當準備好了，了解生活當中什麼才是對自己最有幫助的時候，再來練比較高段的功法，自然是最有效果的。

有句話說「大道不傳」，我倒認為大道不會不傳，只是要傳授給準備好的人。

如果一個人沒辦法打理好自己，每天把時間耗在俗務上，消耗自己的能量，自然無法進入電流的氣功態狀態。

一切，都是選擇。

高醫師氣功教室

經絡、氣與疾病

我看診時，許多患者常會問：「醫師，我為什麼會生病？」

「喔，那是因為，你的某某經絡氣不見了。」

「那麼醫師，我的經絡氣為什麼會不見呢？」病人又問。

對我來說，我可以很快地了解經絡虛實，並將它重建回去；但患者需要的是，知道自己為什麼生病了。

這個問題，讓我思考了許久，我該怎麼去解釋氣，又該如何解釋氣為什麼會不見？

我讀大學時，在山中一間供奉華陀的廟裡，有一名乩身摸摸我的額頭。當天晚上我就夢到一個古人把我帶到他的房間，餵我吃藥，然後講了些話給我聽。隔天早上起床，我看到的每個人，身上都是有光彩的。從那一刻開始，我始知人外有人，天外有天。我開始研究這些光彩與人身體調整的關係，經過了十二年，將整個理論大綱與中醫結合，初步建構完成，讓我將能量醫學的雛形樣板化，做成一個很簡單的核心，我稱之為「阿毛流」。

在這個漫長的過程當中，我體會到整個世界的能量，每個人都是藉由不可思議的能量波長互相影響的。當你的意念夠強大，是可以用心念改變生物的振動波長的。只要你改變最關鍵的位置，不用花費很多力氣，就可以幫助患者走向康復之路。這就是我看診時使用的方法：利用我對大自然的體會，**改變你的關鍵穴位，讓你的「氣」重新處於活化的狀態**。

處於活化狀態的「氣」，具有主動修正、主動修復、主動維持現有機能的能力，這是氣的極限。而這個修正、修復與維持，會有一個藍圖。每個人的藍圖都不一樣，這個藍圖就是你從以前到現在，包含你的父母、風水、行為、個性、心念所構成的大綱網狀結構。你的「氣」，便會循著藍圖結構做修復的動作。順著這個藍圖修復，就是治病。

有些藍圖，是你本身就有的。如果這個東西是你不要的，比如說外貌、各種發生在身體上的缺損遺憾，就必須要修改你的藍圖。除了靠改變藍圖，你無法用藥物去改變，必須要用**植入外在藍圖**的方法，來幫助你改變。就像現代醫學的基因療法、免疫療法等，強迫性地改變你的藍圖。但也因為這個藍圖不是你自己本有的，所以在改變的過程中，會出現身體自我矛盾的狀態，就產生了新的副作用。要知道，DNA的生物遺傳因子，只是藍圖的一小部分，還有太多影響人體的「編碼」存在，比如上丹田、中丹田、下丹田等，這當中還有好多故事可以說。

這個藍圖，更大範圍的講法，就是「業」。善業在氣的引導下，編織出人比較喜歡的生活模式；惡業在氣的引導下，編織出人通常比較不喜歡的生活模式。說了這麼多，我只是希望先用一個有系統的大主軸概念，來解釋為什麼氣會不見。

再來談人為什麼會生病。

1. 你的走向與生活方式，違背了你原有的藍圖，導致氣無法維持、修復與修正。比如經濟問題、親屬問題、人際關係問題，種種現象讓你的心念處於疲勞、矛盾狀態，你的氣在心靈的藍圖上便無法繼續作用。而更進一步的發怒、嗔罵、忌妒，將讓氣走往原本不存在的藍圖——變質，質變氣質就變，就會構造出一個新的藍圖。但也因為這個藍圖是不成熟的，不是經由長時間改變慢慢修正而來，是急速的轉變，它就不穩定，演變成種種的自律神經失調問題。狀況花招百千，人人不同。

2. **你生活環境的磁場大幅度地干擾你的「氣」**。比如風水、魑魅魍魎、咒術等。

3. **你的有機生物體，被其他有機生物侵犯**。比如細菌感染、病毒感染、基因突變、蛋白質變異。

4. **過度違反父母與精卵結合，以及違反了現有人體與地球生態運轉構成的基本藍圖，氣過度沒效率而消失**。比如飲食不節度、刻意壓抑排便成習慣、睡眠異常、不按照當地節氣飲食、縱欲過度等。

5. **被某個外在力量直接破壞**。比如攻擊、車禍、暴力等。

看了這麼多原因便會知道，人生病是無法預防的。只有提升自己氣的品質，一開始就編織有系統、穩定且耐衝擊的藍圖，來因應內外各種變化。藍圖靠著善念，每天不斷反覆執行，因而有功；有功之後信心增加，知道人生可以改變，藍圖可以改變，進而系統化，就成了功德。

氣的品質藉由簡單與純粹，每日不斷淘洗，淨化再淨化，美化再美化，接觸善地理、善友、善知識，利用簡單與純粹來淨化你的生活，淨化你的財富，淨化你的身體。所有的關鍵只有一處，就是**不要讓自己處於矛盾狀態當中，而是處於輕鬆狀態**。雖然一開始這種想法可能賺不到什麼錢、不見得有地位，但是身邊的人，都會是最真實的、可以照顧你的、真的對你的藍圖有助益的人。過些時候，因為你身邊都是有助益的人、靠得住的人，因此就獲得了不會喪失的財富，不會消失的靠山。

肉體消失？騰雲駕霧？意識與感覺的祕密

許多患者都是我的臉友，來看診時，也會跟我討論他們的「奇遇」。

「高醫師、高醫師，昨天我朋友說，他打坐已經練到沒有自己了，是不是很厲害啊？」有一次在針灸的過程中，患者好奇地問。

練氣之人，有很大的比例，對於打坐也有一定的興趣或經驗。

我經常聽到或看到有人分享「打坐時，有一種自己消失的感覺」「打坐時，覺得自己騰雲駕霧」。

這眞的只是一個感覺而已，而且很科學。

爲什麼自己會消失不見呢？

從神經學來說，這是因爲當我們進入身體神經節（ganglion），剛好定位平衡不動時，就會出現「我消失了」的感覺。

至於騰雲駕霧，則是當我們進入大腦中的某個環節時，由於磁場分布不均勻，管理下半身的磁場較弱、管理上半身的磁場較強所造成。醫學上，在我們的額頭前面有前大腦動脈，主管下半身的循環。當前大腦動脈的能量比較弱時，我們就會有騰雲駕霧的感覺。

換句話說，就是一種只有陽氣、沒有陰氣的過程；如果打坐或練功出現這個情況，是不正確的。

正確的方式是要從督脈後面走上來之後，再從前面的任脈往後再走回去一次，才是比較正常的路徑。

我們的身體所有的感受都是被大腦所騙。將大腦拿開後，這些感覺都會消失，就連所謂的「開天眼」也一樣。

現在，讓我們來玩「將身體剝掉」的遊戲：

想像一下，你把你的皮膚剝掉，

再把你的血管剝掉，肌肉剝掉，骨頭剝掉，細胞也剝掉。

感覺一下，身體還有哪裡沒有剝掉？

你的頭還在嗎？

如果覺得頭還在的話，就把你的頭剝掉，眼睛剝掉，一層一層剝，像剝洋蔥一樣，剝掉你的大腦，剝掉杏仁核，任何你知道的身體器官結構，都慢慢地、一層一層剝離……

我在演講時，會讓現場聽眾體驗上述這個「剝掉」的遊戲，並請聽眾分享，得到最多的是感想有：

·感覺輕鬆。

·感覺自己什麼都不是。

有些人看到光，有些人看到自己的過去，很多狀況都是有可能的。感覺愈剝自己愈薄，但是並不是斷掉，因爲一息尚存，還有一個邊界在。

這個實驗遊戲告訴我們，很多感官的判斷，都只是一個訊號，是靈魂體透過大腦的介質傳遞一些神經訊號而已。

那麼肉體消失、騰雲駕霧、開天眼、又是怎麼一回事呢？

肉體消失，又稱物我兩忘，是在禪定過程中感覺自己消失，感受到放空的感覺。這並非實相，而只是較初階的禪定（靈魂出竅也是較初階的禪定）。另一種更深層的禪定實相是身體與意識分開，別人動到我們的身體，身體也不會有感覺。還有一種更深的禪定狀態，是可以自己選擇圓寂的時間。無論哪一種境界，也都是**大腦與感覺的遊戲**。

很多事情我們以爲很玄，但研讀過相關科學知識的人就會知道，這本是人體內建，是很科學的光電醫學。

因此，我也想藉由本書，再一次告訴讀者朋友，判斷一個人是否有練好氣，從「精、氣、神」判斷最準確。只要看對方的眼神是否清澈靈活、不閃爍、不汙濁，皮膚是否光亮，神態是否健康有神；至於所謂的「神通」，有時眞的只是一種人體科學現象。

第二章

勤練天椿和地椿，隨時與天地連線

氣，是每個人與生俱來、與外界接觸的能量來源，只是因為種種原因消磨不見，因此現代人通常只能靠食物增加能量。
本章將告訴你，只需要天椿（釋放負面情緒）、地椿（釋放壓力、吸收地氣）兩個動作，各五分鐘，就能將氣重新找回來。
當我們開始把氣找回來，讓身體的機制重新與外界能量交通，你將發現自己也與天地、大自然接上線，形成了更大的交通網。

氣功，讓你成為想要的自己

內在穩定，外在也會跟著穩

看診時，我經常被患者問到平日如何養生？是不是不喝冷飲？很多東西都不能吃？

我的重點只有一個：**能量**。

身體能量好的時候，喝冷飲不會有影響或不適，沒有需要忌諱的食物（當然還是不能過量）。

當能量較弱的時候，我就會避開生冷食物。

增加能量的方法就是練氣。以下是我平常自己在家練氣的方式。

瑜伽有很多式，通常大家最喜歡的是「大休息式」。我平日練習的「地椿」，就跟大休息式有點像，非常輕鬆。

首先，來說說站椿。它的目的其實就是爲了讓人體結構穩定、經絡順暢。第一章提過我們的高阻力與高張力會影響練氣。而這些阻力的來源都一樣：**頭腦**。

當我們放下腦袋時，身體的張力就會不見。

過去我在練氣時，會以能量去衝我的經絡。開始時很順，到某個節點時，卻開始出現瓶頸，無法突破。

後來因緣具足，我恍然大悟，原來光靠外在練功是不夠的，我們還要**練心性**。

我們常會有自己的習性、想法、核心思想，例如吝嗇的想法、人與人相處有隔閡的想法……但是自己可能沒有發現。而正是這些想法，限制住我們。

有時，我們甚至還覺得這是一種美德，卻不知道這些堅持，對我們的影響有多大！

例如，認為房間就是要很乾淨，看到一點不乾淨就受不了，也因為這件事情經常跟家人吵架，影響自己的心情，更讓家人不好受。

當我們經常陷入負面情緒，又怎麼能將氣練好呢？

最好就是能夠養成隨遇而安，看什麼都開心：你當然可以有原則，但是，當情況不如己意時，也毋須被影響到心情。

這是從日常生活中，一點一滴覺察看見調整，而不是為了要練好氣才刻意讓自己這樣。不然，又變成有目的、有限制了。

類似的道理，也可以用於入定。是因為本來就很幸福、很快樂，所以才入定；如果想要刻意入定，就必須靠外在協助，但也無法持久。

一位學員問：「高醫師，為什麼我在廟裡打坐時可以入定，在家就不行？」

在廟裡打坐能入定，是因爲廟裡有好的磁場，讓我們自然覺得輕鬆、舒服，有輕鬆感。但這個磁場是外在的，只是暫時的，不是眞的。

親愛的讀者朋友，你是否想過爲什麼要練氣、要靜坐？對我來說，我要的是內在感覺到幸福跟美滿之後，在放輕鬆的狀態下再去靜坐。我們要學習的是，當內在穩定之後，不管走到哪裡，都會穩定。

高醫師氣功教室

斷掉的經絡，可以靠練習接回來！

很多病人在考慮要不要開刀時，會擔心「刀一劃，經絡斷」。

你知道嗎？斷掉的經絡，是可以靠練習天椿和地椿再接回來的！

人體的經絡是一條能量線，就像是光纖一樣有彈性，可以延伸。因此，經絡斷了是可以再接回來的。

姿勢美不美不重要，重要的是「順勢」

「高醫師，你看我這個動作正確嗎？」

「高醫師，我的身體會微微顫動，這樣可以嗎？」

每次演講時，我都會在現場帶學員做一次天樁及地樁，發現不少學員的問題都很像，大部分都會卡在姿勢。

卡住的原因，不外乎三點。

第一卡在於：「一定要跟高醫師的姿勢完全相同才行。」

不、不、不！每個人的身體架構不同，天樁和地樁是爲你量身訂做的：我的姿勢跟你的姿勢、跟他的姿勢都不同，只要抓住訣竅就好。

第二卡在於：「太想用腦控制。」

無論是天樁或地樁，主要的核心是讓天地帶著你走。所以，當我們把全身重量交給地底時，就是完全放心交託給大地母親；當我們將雙手朝天時，也是完全信任身體與天的連結。要百分之百順著你覺得最舒服的姿勢走，百分之百順著老天爺的引導走，而不是用頭腦覺得「這個姿勢不夠高，不夠好，不夠吸」，不然會出現天人對立的情況，身體也會覺得卡卡的、不舒服。

放鬆、**放心**、**放下頭腦**，順著身體的感覺，全然交給天與地就對了。

第三卡在於：「這麼簡單就夠了？手不用轉？不必推？」

沒錯！對於初學者與希望先將磁場清乾淨的朋友們，這樣，眞的就夠了。

我練過一整套功法長達數年。「轉」的姿勢，主要是協助在排氣的過程當中，順便鍛鍊筋骨。因此，各家氣功對於手指、手掌、關節角度，甚至腳掌、腳趾頭的關節/角度都很在意。

不過，本書的主要目的是**將負能量排掉並練氣**，**讓煩惱可以流動**。當能量流動的時候，練什麼都快；若沒有經過這樣大的洗禮，不論是靜坐或練功，很容易就卡住。

有句話說「大道至簡」：複雜的、記不住的、無法直接上手的，都不是我要的。

在這本書中，最重要的核心就是練氣，所以我以最簡單的方法來達到這個目標，甚至比甩手都還簡單。（試想，如果你是櫃檯服務人員，站著練地樁，還眞沒有人知道你在做什麼呢！）

很多病人知道我一個下午要看八十多位病人，都很好奇地問：「高醫師，你怎麼都不會累？氣色、皮膚還這麼好！」

其實，不是我看診不會累，而是我了解靈性的法則。

還記得我第一次看診時，只有四個病人；到了二十人之後，我開始感到累，於是思考明明都有靜坐及練功，爲什麼還是會累？

後來體悟到兩個原因：一是我不懂得保護自己，讓病氣入侵（第四章會提到保護自己的方法）；最關鍵的原因是我用錯方式，只是一股腦兒地把氣給病人，卻不懂得把自己的疲勞給轉化掉。

發現到這個關鍵後，我恍然大悟——這個疲勞，只要用自然的力量轉化掉就可以了。

轉化的方式，就是靠地樁。

我在臺北看診時，只做問診跟針灸兩件事。問診時，如果覺得累，我就會練地椿。如果眞的遇到病氣很強的患者，那麼在地椿後，我就會休息一下接著練天椿，再看下一個病人。

說到病氣，最特別的是，在練習天椿排情緒時，身上幾乎不會受到病氣的干擾，非常符合每個人自然的能量運作。

也因爲每個人的骨架不同，在練習時，只要找到最適合你、最讓你覺得舒服的姿勢就對了；如果有任何不舒服，就要調整姿勢。

對磁場比較敏感的朋友，也會發現，當負能量排走後，全身會有亮亮的感覺，稱爲「轉化過程」。

練習地椿與天椿的時間大約爲十分鐘，方法簡單又有一定的效果，很高興能夠推廣給讀者朋友，也請記住：

好的功法不一定要很難，有沒有效的關鍵，就在於你是否願意持續練習。

體驗分享

生氣不見了！

◎王怡人

上完課後，身心狀態一直很不錯。想到就會練一下天樁、地樁，就算只持續幾秒鐘也好。

隨時隨地可以依當下狀況，憑感覺練習天樁、地樁，這讓我覺得自己無時無刻都能跟天地連結。走路時每一步的著地，都像是被大地穩穩地支持、承接著，每一步都在與大地連結，每一步都在釋放，感覺好安心、好踏實、好輕鬆！

如同隨時隨地可以將身上的重負釋放、交給天地，心裡有情緒、壓力時，似乎也可以藉由天樁和地樁得到釋放。今天早上，我忘了因為什麼事被小孩激怒；覺察到自己的情緒與態度後，嘗試藉由地樁將情緒釋放給大地，只是幾秒鐘，做完也就忘了，直到在車上，小孩說：「馬麻，我覺得妳很奇怪耶。剛剛要出門時，妳明明就很生氣，對我很凶，怎麼現在這麼開心？」對耶，剛剛的生氣去哪裡了？我以前都會氣很久說……

當我發現我可以自如地透過天椿、地椿，看著疲憊和情緒生起、離開，我感覺自己跟身邊的萬物沒有任何差別，並沒有一個所謂的「我」。有些什麼通過色身，看著他們來去，什麼事也沒發生。好輕盈、好開心。

謝謝高醫師，感謝、感謝！

天椿、地椿大不同，調整比例，成為你想成為的人

如果，有一個方法可以讓我們調整自己的個性，把太急的調成放慢一點，把懶散的調成勤快一點，每天只要五分鐘，你願意嗎？

天椿和地椿，就有這樣的力量與效果！

練地椿，主要是釋放壓力，並吸收地氣。

練天椿，主要是釋放負面情緒。

地椿是吸收陰氣，天椿是吸收陽氣。從健康來看，兩者一起練，大約十分鐘，陰陽調合，對人體的幫助，往往讓我們意想不到。還有一點讓人意想不到的是，我們在練習時，還可以透過不同的比例，來成爲我們想成爲的人。

天椿比較輕，比較偏想法，當想法過多，就會變得不切實際；地椿是偏執行，但只懂得執行就比較少創意。如果以掃地做比喻，天椿型的人是叫人去掃地的人；地椿型的人則是執行掃地的人。

因此，你想要成爲什麼樣的人，是可以透過練習天椿與地椿的比例來慢慢修正的。

現在這個時代比較需要天椿型的人，但是練地椿可以讓我們的想法落地、落實。像我是百分之百天椿型的人，我的想法天馬行空，有時候演講完，想到下一場還要再講同樣的內容，就講不太下去，很難落地；加上看診時要釋放病氣，所以我練地椿的比例和天椿的比例大概是八：二。

每個人都有個性上的缺陷，主要是看我們想成爲什麼樣的人？了解原理之後，我們可以調整，但建議不要一開始就只練天椿或地椿。

如果你覺得現在的生活已經很舒服，與周遭人事物相處都很平衡，那麼在練習天椿和地椿時，兩個平均分配即可。

當然，只練地椿或天椿，也不會出大問題，只是有些副作用。譬如：只練地椿時，人會愈來愈保守；單練天椿，人會愈來愈開放。

如果你愈懶就愈有錢、運勢愈好，那我也沒話說，你就不需要改變。不過容我說一句：人愈懶，代謝也會比較差，還是必須靠陽性的天椿來補足比較好。

痠痛、釋放，都是為你而來！

天椿和地椿雖然簡單，可別小看它的能量喔！

「高醫師，我在練天椿的時候，舊傷會痛，是正常的嗎？」

「我的脖子會痠，腰無法後仰，沒有辦法放鬆，怎麼辦？」

這些，都是正常的喔！

很多人剛開始練天椿時，會覺得脖子很痠，所以想往後仰；卻又因爲往後仰時腰無法承受，沒有辦法放鬆，於是擔心練不起來。

別急、別急，我們的身體會與上天連線，在最恰當的時機給我們最適合的指引。先感覺自己的能量有沒有流動、釋放的感覺有沒有達到極致；有的話就先忍耐一下，因爲有可能是透過這個動作，讓能量調整。這時，請清空大腦，一切交給身體，身體能量會指引我們怎麼做才是對的。

覺得無法放鬆也無妨，只要感受這是我們目前身體可以承受最好的狀態，順著持續下去就可以。

我有一位學員脊椎嚴重變形，要立刻做到一般人非常順的姿勢是不可能的；但是，透過一次又一次的練習，身體就會慢慢調整。

至於原本就有舊傷，在練天椿不久後，舊傷處就又痛又麻，這也是身體在幫你調整。天椿可以拉開筋絡，如果一開始會痛，後來覺得痛感慢慢降低，人是變好的，那就是好轉反應；但是如果這個步驟完成後，痛感變得更嚴重，那麼就不是療癒反應，要看看是不是自己的動作太過度或者是用大腦在做天樁，強迫身體調整。

天樁和地樁雖然簡單，但對每個人來說，感受及反應也不同。因爲一切的發生，都是爲你量身訂做，爲你而來。

體驗分享

頭終於不脹了！

◎張庭玉

上氣功課之前，我常一有壓力就失眠，加上自己胡亂練氣，結果每天頭脹，練到很爛的氣。家人問我白頭髮怎麼變多了？當時真是欲哭無淚。昨天上完高醫師的氣功課回家，晚上睡前、早上起床前和午休醒來後，各做了地樁及天樁才下床，現在我感覺我的頭不脹了耶（剛剛才注意到），真是開心。

懶人版地樁：老人家也能輕鬆做到

「高醫師，請問，地樁還有更簡單的方式嗎？」一次課程上，有位學員開玩笑地問。

沒想到，還真的有！

我是一個推崇「大道至簡」的人，能夠愈簡單就達到效果的事，就不要用複雜的步驟進行。

「地樁」是我在家中最常做的練習。

時間再怎麼不夠，我都會做「懶人版地樁」。

一般的站樁非常強調姿勢：腳要微微張開十五度、要挺胸……很多規矩。

我的方法則是全然放鬆。

將全身放輕鬆交給大地：這就叫地樁（見圖2-1）。

首先，坐在椅子上。閉上眼睛，調整坐姿，讓全身的重力、重量全部都釋

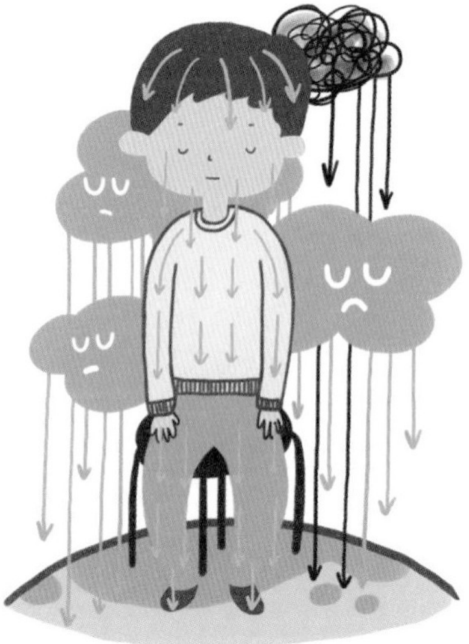

圖 2-1：輕鬆坐著，將全身的重量及思緒交給地底

放到地底裡，至少五分鐘。

最重要的關鍵，並不是姿勢美不美，而是把身體的重量跟腦袋裡的想法、全身的壓力，都導引到地底去，抓到這樣的感覺就可以。

五分鐘之後，慢慢坐正，同時感覺地底回送能量給自己，全身的體力都回來了（見下頁圖 2-2）。

在從地底回送能量時，可以在心中以意念想著：現在，透過我的身心靈，讓地底好的磁場回到我的身上來。

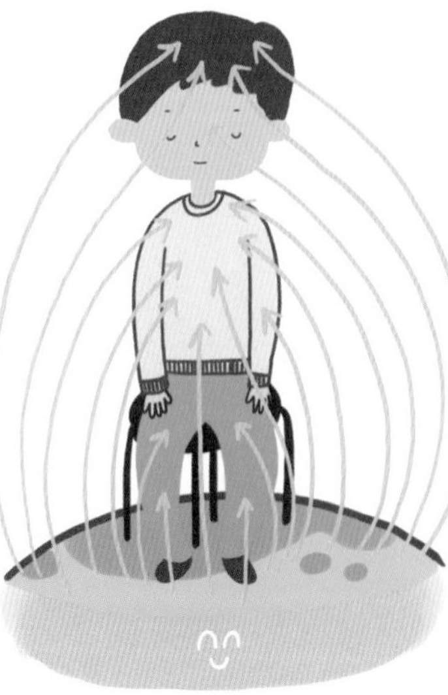

圖 2-2：將好能量從地底吸回來

可以想像自己正在吸地底的氣，但只要想兩、三秒即可，不要一直吸，以免腦部一打結，人又卡住了。這就是懶人版的地樁做法（步驟提醒請見下一頁氣功教室專欄）。

我平常在家，最喜歡把腳蹺在書桌上進行懶人版地樁。再強調一次，姿勢不是重點。

就像很多人每天都打坐，但光是打坐，只有做到一半，另外一半的重點在於：你要感受身體的所有重量跟壓力都交給地底，感受地底有一個好的磁場，回送給空的你（站著時也一樣）。

當地底好的磁場重新回到身體時，我們會逐漸有氣感，可能是手指頭麻麻熱熱的，感覺有空氣流動；或者是頭皮麻麻的、腳麻麻熱熱的，但不一定每個人都會有感覺。

練到好氣感時，我們會很快樂，還會愈練愈年輕，而人體的內在適應能力是非常強的，好氣感並不需要他人加持，自己就能做到。

高醫師氣功教室

懶人版地樁兩步驟

步驟一：找到能讓你將全身重量及腦中想法全部交給地底的姿勢，閉上眼睛，放空至少五分鐘。

步驟二：五分鐘後從地底回送能量，以意念想著：現在，透過我的身心靈，讓地底好的磁場回到我的身上來。

注意：在吸地底的氣時，兩、三秒即可，不要太久。

天椿：負面情緒，就交給老天爺吧

身爲人，免不了會有負面情緒：可能是原生家庭就種下的，也可能是與人互動時的不開心；甚至可能因爲壓抑自己，有負面情緒也沒發現。

我們可以練習天椿，將負面情緒交給上天。

一位患者提到他因爲害怕沒有足夠的錢養老，又看到朋友投資比特幣大賺錢，於是想要「賭看看」，也買了比特幣；沒想到錢還沒賺到，反而大賠。

這當中的「恐懼」，就是一種負面情緒。

管理恐懼的器官是腎臟。當一個人在充滿恐懼、焦慮跟壓力的環境下，散發出的都是腎臟的能量。因此，像是頭髮白得特別快、脊髓退化得特別快、生殖機能退化得特別快、膝蓋萎縮得特別快，都有恐懼的情緒在其中。

長期用腦與恐懼交易或做事的人，也有類似的情形。例如「賭一下」「拚業績，一個月內要達成」……都是會傷身體的事，也會在身體中累積負面情緒。

因此，我們需要練天樁，來釋放負面情緒。再加上原本協助我們釋放壓力的地樁，當我們將一切都交給天與地的能量流動時，你會發現壓力和情緒是**流動的**。同樣要做決策，有練天地樁與沒練時，做的決策會不一樣；甚至，當透過這樣流動性的想法在想事情的時候，還可能會預測到決策的後遺症，非常有趣。

提到有練天地樁與沒練天樁時的差異，讓我想到一件關於「福報」的事。有一天晚上，我跟學弟妹喝茶，聊到福報其實在不知不覺之間，只要你有能力感受到，就是福報。

比如我去上海，搭經濟艙座位旁邊沒人，位置變寬了，就是隱形的升等。叫車叫普通車，來了輛休旅車，這是福報。喝茶時，老闆送我二十七年的小金門高粱，也是福報。回到家有人煮飯給你吃，幫你洗衣服，更是福報。

這麼一想，處處都是福報，只要你能感受到。

而當我們看到福報時，會發生什麼事呢？

以我自己爲例，自從我懺悔小時候嫌外婆的菜難吃以後，我兒子吃飯的速度就變快了。以前他一餐要吃兩個半小時，拿他一點辦法也沒有，現在可以半小時吃完。

這些體會，讓我覺得一分一毫都是從自己的起心動念開始，而天椿和地椿，是我們與天地連結，同時也向天地學習的方式。只要想到每一天都能練天椿和地椿，就讓我更感恩天地，更能體會生活中的各種福報。

高醫師氣功教室

氣虛

氣虛就是一種細胞的疲勞狀態。心氣虛，就是心臟細胞或心肌細胞的疲勞狀態。這種疲勞狀態，是中醫或保健食品的專長。因為在這種階段，驗無傷、驗無病，只有偵測細胞頻率才能將這種狀態偵測出來，而中醫使用脈法跟望觸診法來判斷氣虛狀態。

這有點像你運動過度後，肌肉無力，但又還可以執行簡單任務的狀態，發生在你的各個臟腑裡頭。可以用，但沒耐力、沒續航力。簡單講，處於電壓不足的狀態。

像一顆快沒電的電池，接上線後燈泡稍微會亮，但開始不穩定，然後突然又不亮了。

這種狀態也很神奇，細胞靠神經電位與蛋白質離子通道的訊息交換執行任務，那這個電位差的續航力，來自於誰？來自於陽性的氣，有高能量。

解決了這個問題，就解決了灌氣、補氣的所有問題。

天椿功法，一招排情緒

天椿跟地椿一樣，可以坐著練，也可以站著練。

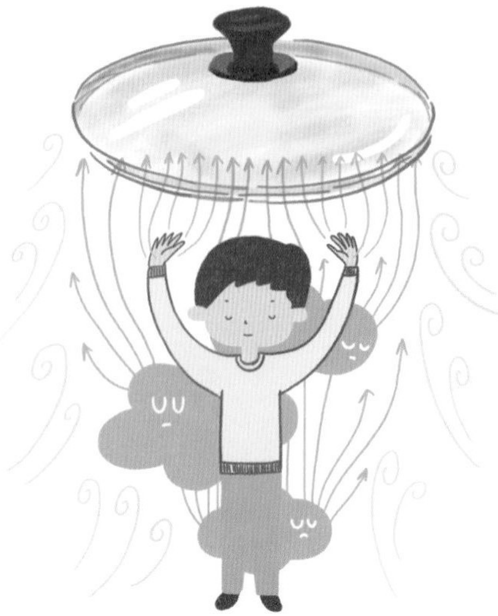

圖 2-3：閉眼，雙手舉高，手掌朝天

天椿需要用到脖子與腰的力量。如果發現站姿很不舒服，也可以用坐姿練習。重點是，在了解原理之後，可視個人的情況調整。

人體真的非常精細，每個人都是不一樣的，所以不必強求姿勢非得怎麼樣不可。

天椿動作如下：

步驟一：閉上眼睛，將雙手舉高，手掌朝天（見圖 2-3）。

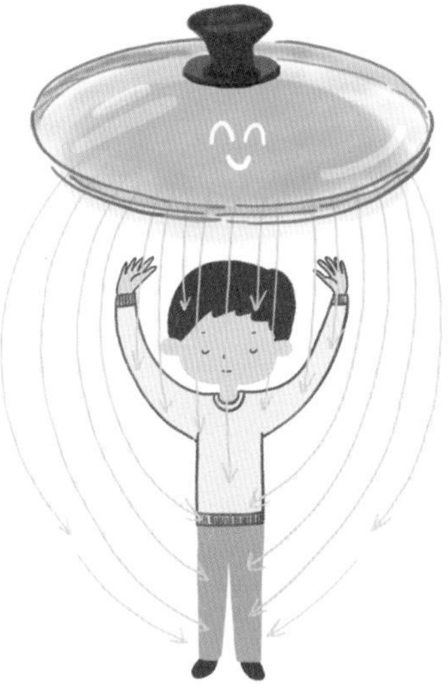

＊作者按：先將氣排出去往上，之後會有回饋機制，好的氣又會再灌回身上，故本圖的箭號方向是往下再回流到人體中。

圖 2-3-1：單純想像有個物體在上面吸即可

步驟二：想像頭頂有個能量體，把你身上的煩惱和壓力全部釋放掉。此時，要讓身體幾乎歸零，持續去感受有能量體在吸你的負面情緒（見圖2-3-1）。

不是你送出去，而是有東西在吸你，因爲，推出去是你的腦波在放射，跟有東西在吸引是截然不同的。

還要特別說明的是，有人會想像這個能量體是某神明或形體，請避免這樣的想像，我們其實只要單純想像有個物體

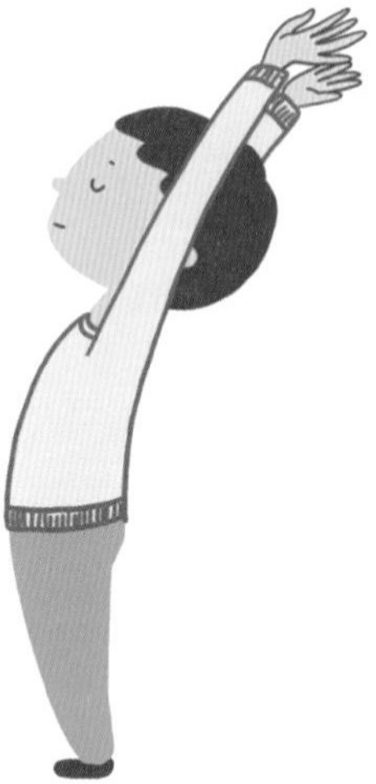

圖 2-4：腰稍微往後仰的姿勢，最能夠百分之百被吸氣

在上面吸就好，就像個孩子一樣，愈單純愈有效。

找到適合你的感覺及角度，感受自己身上氣脈最順的角度，每個人都不一樣。要真的感覺有東西在朝你身上吸，且吸引的效率要達到百分之百，也就是幾乎完全放鬆，腰稍微往後仰的姿勢（見圖2-4）。盡量避免圖2-5的姿勢，因爲若是這樣，就無法百分之百被吸氣。

步驟三：大約五分鐘後，就可將手慢慢放下來，此

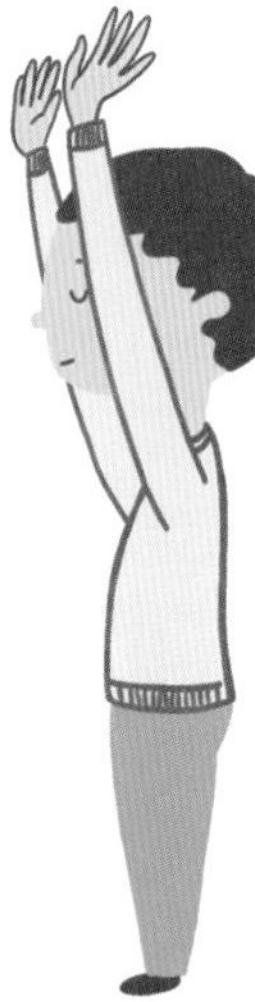

圖 2-5：無法百分之百被吸氣的姿勢

時會感覺身體變重，很正常。

在練天樁時，如果覺得有痲痲的或熱熱的感覺，都是對的，表示經絡已開；如果身體會晃動也無妨，只要穩住即可。

若一開始有被吸的感覺，後來變成上面有個大球壓下來，感覺反而變重，那麼就調整姿勢；並非完全不能動，就像日夜交替，天跟地的磁場絕對比人要強。所以當你釋放給祂的時候，祂也會釋放給你。

訣竅只有一個：**想像有東西在吸你就可以，而不是你將能量送出去。**

將能量送出去比較像是幫人灌氣，「吸」和「送」指令差一點就差很大，手掌的氣的運作會不同。

也有人會覺得左右掌兩邊被吸的程度不平衡，或者一掌感覺被吸，一掌感覺是出。不用擔心，這只是一個感覺而已，只要有百分之百被吸的感覺就可以。

有氣動不要抑制，先動後靜

練氣的方式琳瑯滿目，有些體質比較敏感的人，在練天樁、地樁時，會感覺有「氣動」。

氣動的強度因人而異，到底要不要抑制呢？

氣動是可以靠意志收放的，人本來就有動有靜，不需要一動就抑制。在練習天樁或地樁時，如果出現氣動，可以在最後用意念收一下，將由動轉靜的流程做完。

相對的，有時候我們靜功做一做，可能會想動，那麼就起來動。

由靜轉動就是由陰轉陽的過程，動完之後再靜一靜，則是由陽轉陰，這樣流程就完成，是一個非常完整的功法，就像我們有吸氣就有呼氣一樣。

高醫師氣功教室

天椿三步驟

步驟一：閉上眼睛，雙手舉高，手掌朝天。

步驟二：感覺頭頂有個能量體，把你身上的煩惱和壓力全部吸走（此時可以做調整，去找感覺氣脈最順的角度）。

步驟三：大約五分鐘，就可以慢慢把手放下。

注意：不要突然將手放下，以免氣卡住，傷到自己。

連接天地、陰陽結合的練習法

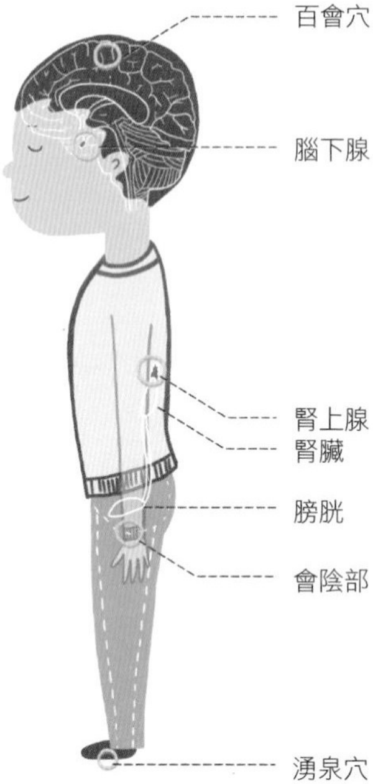

圖 2-6：簡易人體圖

當天樁和地樁練熟了以後，可以進一步練習讓天地樁與身體的器官結合的功法（見圖2-6）。

這個功法的順序是：**地樁→觀想器官→天樁→地樁→觀想穴道→地樁→收功。**

步驟一：地樁＋觀想器官（完整流程請見圖2-7～2-13）。

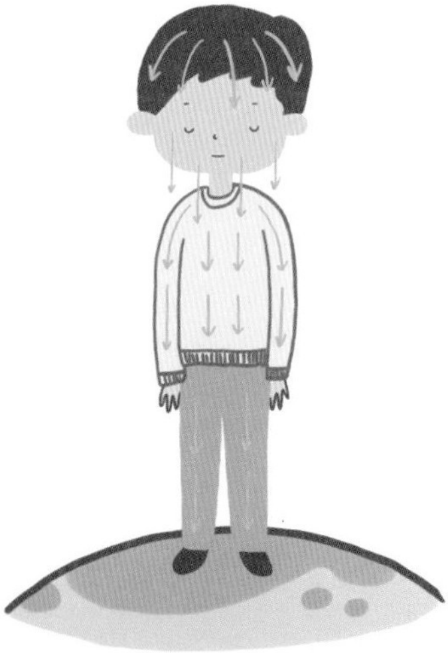

圖 2-7：將身體完全交給大地，感覺身上完全沒有重量

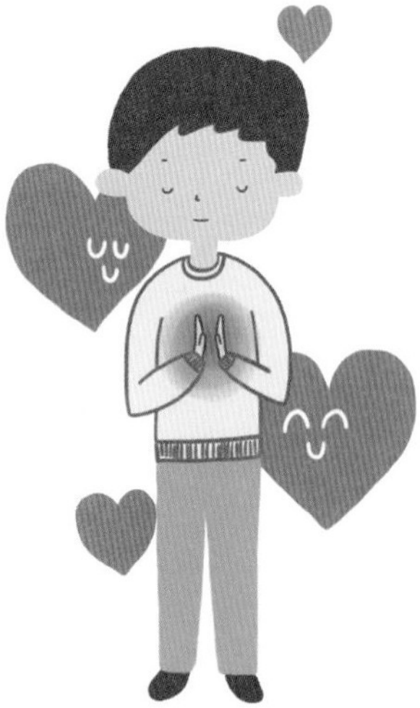

圖 2-8：5 分鐘後，將雙手放在胸前，感覺手掌間熱熱的

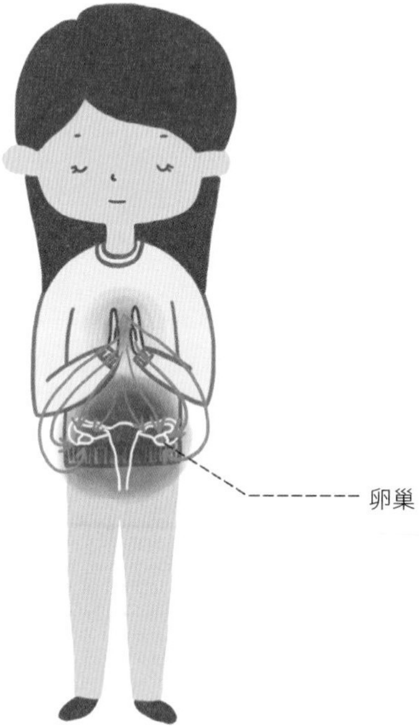

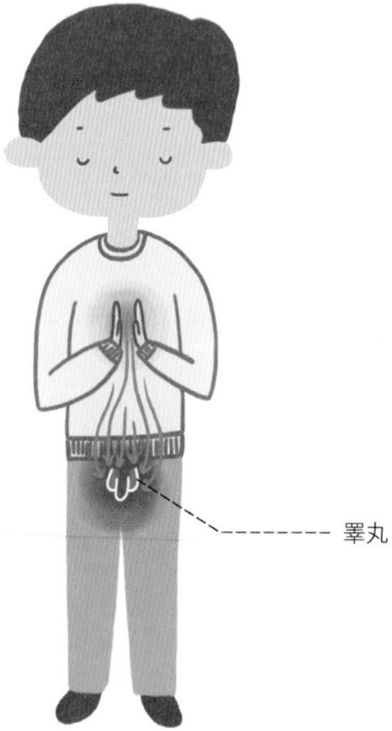

圖 2-10：女士觀想將卵巢放在兩手之間，將好的磁場分享給卵巢

圖 2-9：男士觀想將睪丸放在兩手之間，將好的磁場分享給睪丸

＊當感覺頭熱熱的、脹脹的，或腰部、會陰處出現暖流感時，表示督脈開了。

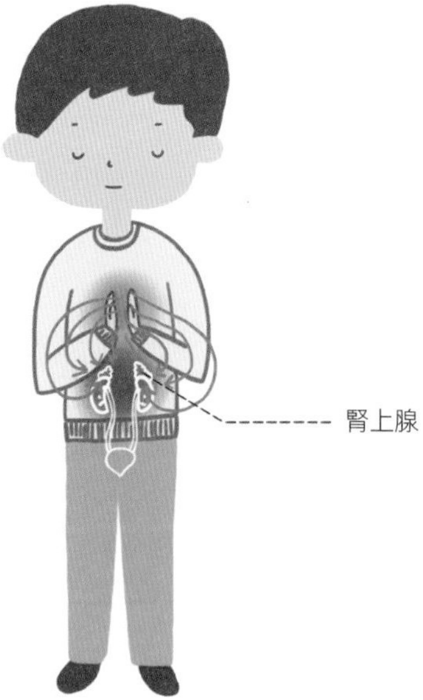

圖 2-11：觀想將腎上腺放在兩手間，將好的磁場分享給腎上腺

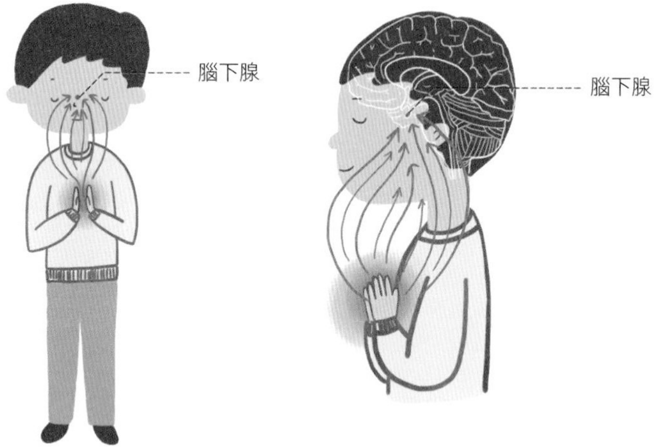

圖 2-12：觀想將腦下腺（即腦下垂體）放在兩手之間，將好的磁場分享給腦下腺

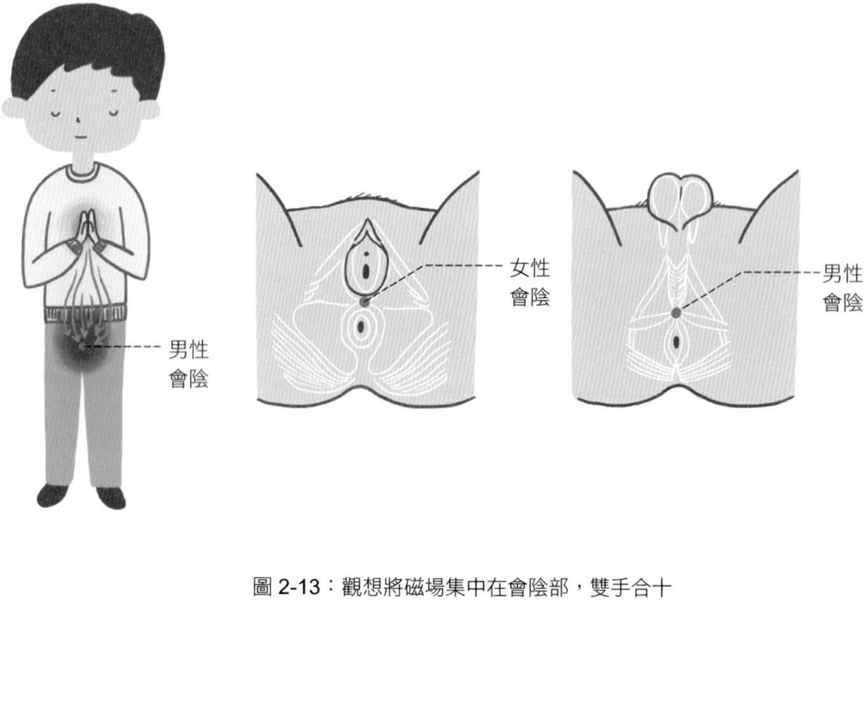

圖 2-13：觀想將磁場集中在會陰部，雙手合十

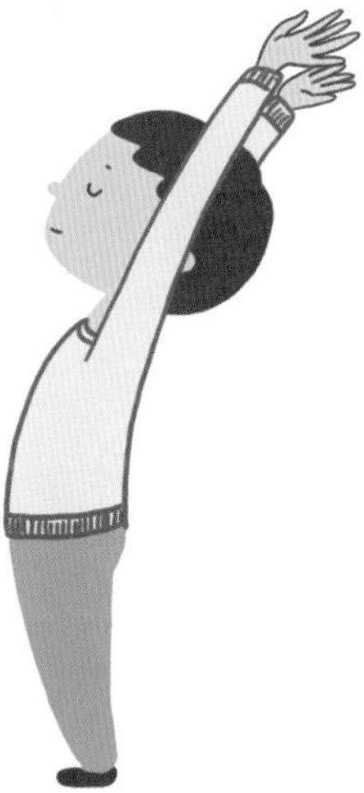

圖 2-4：天椿姿勢

步驟二：天椿（見圖 2-4）。

感覺熱熱、脹脹時，就表示負能量被吸走了。此時可以合掌停止，進行下一個步驟。

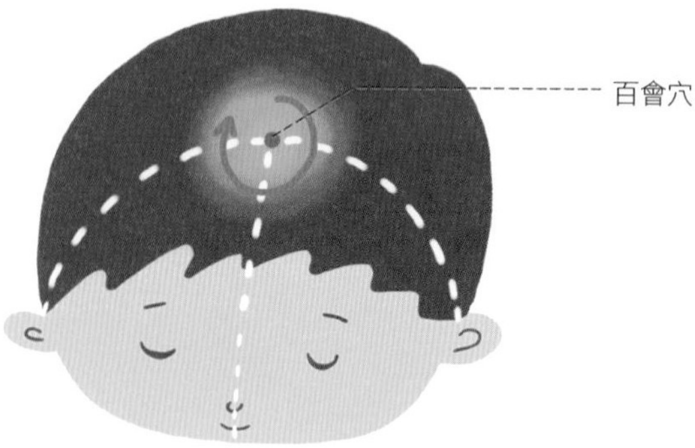

圖 2-14：觀想百會穴依順時針方向愈轉愈大、愈明亮、愈盈滿

步驟三**：**地樁（做一分鐘即可，見第101頁圖2-1）。

步驟四：觀想百會穴↓湧泉穴。

百會穴在頭頂的正中央。觀想百會穴時，想像以一種旋轉的方式，將百會穴轉開（順時針或逆時針都可以，本書示意圖皆爲順時針轉動，見圖2-14）。

感覺百會穴愈轉愈大、愈明亮、愈盈滿就對了。

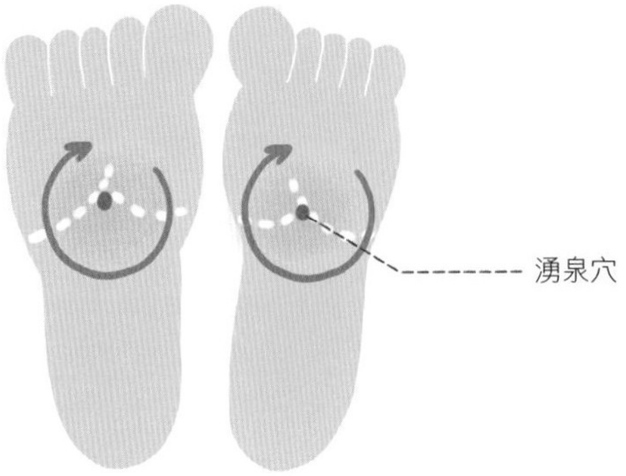

圖 2-15：觀想湧泉穴依順時針方向愈轉愈大、愈明亮、愈盈滿

湧泉穴位在腳掌的中心凹陷處。想像以一種旋轉的方式，將湧泉穴轉開（見圖2-15，順時針或逆時針都可以）。感覺湧泉穴愈轉愈大、愈明亮、愈盈滿就對了。

當百會穴及湧泉穴都轉開，會有「動」的感覺，比如：眼睛跟耳朵有流動的感覺，腳有抽動的感覺，脖子有震動的感覺，此時就可以進入下一個步驟。

步驟五：地樁（做一分鐘，見第101頁圖2-1）→雙手合十收功。

高醫師氣功教室

練天樁時睡著了？因為過勞！

一位學員在練習天樁後問：「奇怪，天樁明明是補充陽氣，為什麼練著練著竟然睡著了？」

當陽性能量給你，你反而更累的時候，代表你真的過勞了，需要回頭檢視一下自己的作息及生活方式。

就像是太累時，吃興奮的藥物或喝咖啡都還是會睡著。

說到睡眠，我曾經聽過有人練氣功是想要靠氣功取代睡覺。關於這個想法，我個人並不是非常贊成。我認為，**睡覺就是最好的氣功**。真的累了就睡，而不是用導引來讓自己不愛睡。

身體是肉做的，不是氣做的。在這個血肉之軀中，有很多的細胞、DNA、遺傳程式等，非常奧妙。除非能找到很強的邏輯，否則不建議逆轉。

第三章

打通任督二脈，暢通經絡又補血

許多武俠小說都會出現弱弱的男主角被厲害的師父打通任督二脈後，資質大開的橋段。

練氣功，最常聽到的是修上、中、下丹田，而串聯這三個丹田的，就是常聽見的任督二脈及中脈。

這些功法，都是各家的不傳之祕。

本章將會告訴讀者朋友如何幫自己打開任督二脈，增氣補血，動能向上！

任督二脈自己開

論任督，先了解丹田

學氣功，最常聽見的就是上、中、下三個丹田（見圖3-1）。最常練習的就是教學員採氣後壓縮進入穴位，或者以「補、洩、旋、轉、揉、捏」導引。

這些方法都沒有不好，但如果你不了解原理，就只是單純在練習熟練度而已。因此，在我的教學法當中，並不會採用這類型的法則。

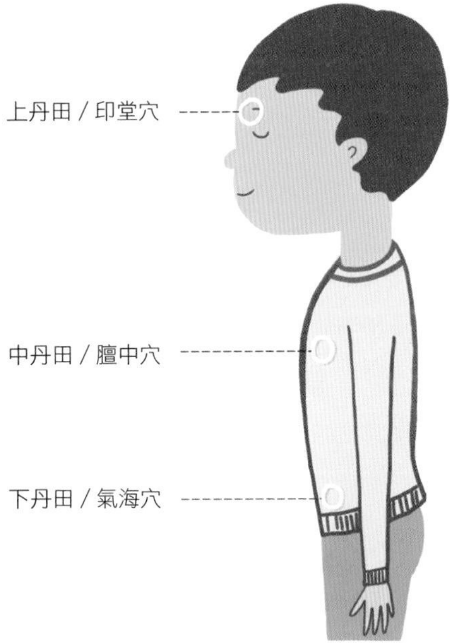

圖 3-1：上、中、下丹田位置

在此，先來談談三種丹田不同的功用。

上丹田：與日月地球共振

上丹田，負責開啓智慧。藉由活化網狀系統、腦下視丘、腦下垂體、松果體等神經元，達到接收地球自轉、月亮頻率，以及太陽輻射的外圈電磁場的功用。

中丹田：與先天元神有關

中丹田，是啓發心臟的竇房結與先天元神的控制平板。如果沒有高能量者來點開關竅，一般人是練不來的。因此，大多數人在練中丹田時，其實都是在練氣感而已，也就是在鍛鍊胸中的功能。另外也有搭配呼吸來練習，用以鍛鍊肌肉。

下丹田：活化腎上腺

關於下丹田，傳統的說法在於開啓氣海穴及關元穴。

其實，下丹田還有更高端的修法——在於活化腎上腺、薦椎關節的吐吸，以及增強尾椎的功能。

・串聯三種丹田的任督二脈

由以上說明可知，氣功的每一分法則，都需要我們先扎扎實實地知道自己在做什麼，而不是練完了再體會，把大腦幻戲當眞，變成玄學。

・修練下丹田：人會變年輕，因爲活化了性腺與荷爾蒙。

・修練中丹田：人會變得大器有擔當、體力轉佳，因爲心臟活性變好，中正元神的功能也得以啓發，能夠連結更高深的知識，達到福田滿滿的程度。

・修練上丹田：開啓你從未出生之前就與整個自然連結的系統。

人，不管有多神通、多厲害，修行有多高深，都還是受限於身體，仍然需要仰賴身體的神經訊號，才會知道自己應該做什麼、該想什麼。

而串聯這三個丹田的，就是常聽見的任督二脈及中脈。

這些，都是各家的不傳之祕。

本章，我將會告訴讀者朋友如何幫自己打開任督二脈，在家就能自己練習。

任脈走前，督脈走後

在練習開始之前，讓我們先來認識任脈及督脈的位置（見圖3-2）。受到武俠小說的影響，任督二脈聽起來好像很神，會不會也很難記？不會喔！圖3-2是任督二脈的循行位置，簡單來說就是任脈走前面，督脈走後面。

一點也不難，對嗎？

不過，一般人如果沒有經過師承點竅，自己練習，任身體自然運作，體感呈現在皮膚，走的只是「表層」的任督二脈。

自然運作的過程，需要經過九轉，讓任督二脈發動自然的氣感；轉九次以

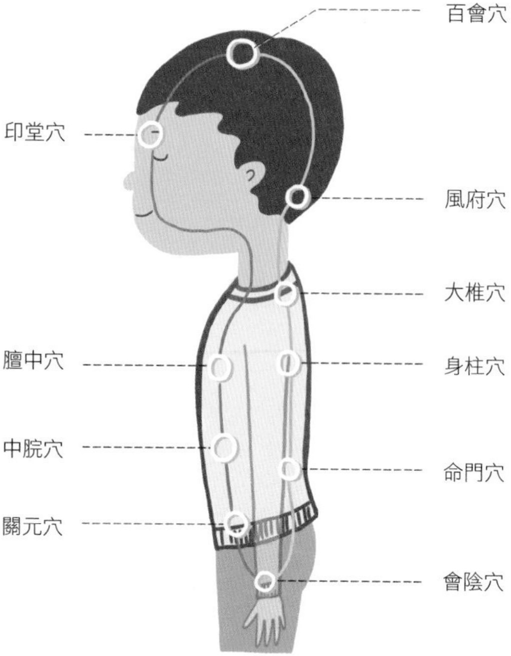

圖 3-2：任督二脈的循行位置（紅線為任脈，藍線為督脈）

後，才會進入百會穴，打開內竅。

這種練法是速度慢的練法。

而有師承的學生則是練所謂的「內層」。內層會走在身體之內，一旦轉動，就會打開百會穴。練習之人會感受到腦部、眼睛、鼻子、嘴巴的振動，稱爲「六根振動」。

氣功的學問博大精深，如果沒有拜師，而是靠自己盲修瞎練，大半是耗時費功的。

如果遇到高人指明訣竅，並以高能量幫我們把路徑先打開，接下來要更進一步學習是很容易的。

話雖如此，我並沒有打算這樣做，因為愈快速的方法，副作用一旦出現，也是加倍的。且一旦出問題，就我的經驗「老天爺只會怪我，不會怪學員自己把身體練壞」。

在行醫的過程中，我發現很多病人是因為沒有自保能力而受苦。因此在本書中，最主要是教大家自我保養的工夫。而本章接下來會教大家開任督二脈的訣竅，也是我覺得很重要的一部分。

至於更上層的內功，則靠與你有緣的師父來協助。

一個一個開，看似慢卻最有效率

自從我教大家如何自己開任督二脈後，有學員很熱心地教導旁人，於是也會告訴我一些他們聽到的事情。

「高醫師，我朋友說還有一種開任督二脈的方式，比你教的快耶！」一位學員在臉書上私訊我。

沒錯，我也聽過不只一種「快速」開任督二脈的方式。其中一種，是讓學過氣功的人想像用一條線去導引自己的身體。

「高醫師，你喜歡單純有效率的事情，既然有這麼快速的方式，爲什麼不教我們呢？」學員十分好奇地問道。

因爲，從中醫的角度來看及經過實證之後，我發現這個方法練出來的能量結構，比較不穩定。

最穩定的方式是：一個穴道、一個穴道地點開。

雖然一個一個開看起來比一次導引要慢，卻是讓我們身體運作穩定的方式。就實際面來看，反而比較有效率。

先跟大家分享一個概念：我們的身體要五個穴道同時開，而且也要都能夠正常運作，這樣經絡能量才會強。

以任脈爲例，必須將四、五個重要穴道一一打開，讓穴點同時成立，能量才夠強，並不是一條線快速導引就沒事。

以中醫來說，如果患者的胸口痛或因爲咳嗽氣管炎，導致膻中穴卡住，除了把膻中穴打開外，其他周邊的五到六個穴道也都要打開（甚至要打開九個穴道，因人而異），才有辦法讓病人撐得久。

打開的方法並非從上面的穴道往下順下來，而是要一個穴道、一個穴道，一一旋轉。在這個過程中，旋轉開的動作愈慢、效果愈強，所以不要急，更不要想著要「衝開」。

當各個穴道被旋轉開後，經絡自然就會連結起來。

我很喜歡看《火影忍者》這部卡通。其中，男主角「漩渦鳴人」被灌入

「查克拉」增加反擊力時，查克拉會以旋轉的方式呈現，就跟我在後文中教大家開穴道的方式很像。

旋轉，才能打開，方見效率。

旋轉穴道順向？逆向？因人而異

在旋轉穴道時，是否一定要朝順時針的方向旋轉？

我個人的親身實證是，不一定。

經絡有順向就有逆向，是很直觀的。以前有老師教我，督脈是從後面往前面繞，我按照這個說法，練了十幾年卻練不出成果。後來我發現，這與人的體質有關。

從後面往前面轉，是適合陽性體質的人；但是如果像我本身已經屬於陽性但偏熱性體質，已經很熱了，就必須從前面往後面走，把氣逆轉回去，用陰氣來平衡一下。

你的體質，決定了你的體質樣板。

在旋轉時，請感受你是順時針轉比較強，還是逆時針轉比較強，每個人都不一樣。所以，請按照你旋轉時感到比較輕鬆的方向為主。

穴道也是有生命的，有可能某一個生病的穴道順時針轉較強，其他是逆時針轉比較強。

人體的管道，是一個大的交通樞紐，象徵著整體的平衡；在當中的每個穴道，也都可以視為一個獨立的個體，有可能會不一樣喔！

眞正的氣功不在於形式，老師們的教導只是一個過程，跟醫學一樣，會不斷地修正。

每個人的身體架構不同，氣功是針對個人的，不一定要遵照套路。

很多機構會練習站樁、太極樁等，練的是架構；當架構一出來，脊椎會被拉正。此時督脈會通，彈性好，腎臟的活力變好了，代謝也會跟著變好。

當我們了解其背後的原理之後，即使坐著也可以練。

當我們掌握氣功的原理再去練習時，就不會死板板地用傳統的方法練到某個點卻突破不了，耗了十多年。

人生沒那麼多個十年，因此我們在學習任何事情時，必須了解原理，思考爲什麼老師這樣教？如此才會知道怎麼修正對自己最好。

適合你的，不見得適合我。本書雖然是我練氣功多年提煉出來、CP值最高的方式，也要請讀者朋友在練習時，以各自的身體狀況做調整。

聽從身體與天地連結的感受，看身體想帶你到哪裡就對了！

高醫師氣功教室

有陽就有陰，有上就有下，有左也要有右

在學習任何功法時，有一個很重要的核心：「有陽就有陰。」

因此，如果一開始是從前面繞上來，就要從後面再繞回去一次；如果從上面往下走，就要從下面往上再走一次；如果練了左邊，右邊也要練。

不要只練單邊，只練單邊出問題的機率比較高。

開任督二脈，補氣血！

首先，我要教大家開任脈的五個重要穴道。

開穴道的方式，說簡單也簡單，說難也難。

簡單的原因是，只需要想像穴道正在旋轉，愈轉愈大、愈明亮、愈充滿即可。穴道的位置也毋須精準定位，相對位置、差一點點也是可以的。

難的原因是，如果磁場不適合，很可能會「轉不起來」。此時，請再多轉幾次，或者看看以下練習的圖例。

開啓任脈五穴道

曾經有患者告訴我，人體的穴道光想就累，更別說要記起來。

不用擔心喔！

任脈裡有很多穴道，但在這裡，我們只需要認識五個穴道就可以了。

這五個穴道，分別是：百會、印堂、膻中、中脘、關元五個穴道。

尤其要特別說明一下關元穴。

東方人很容易在關元穴卡住。因爲我們對於性的想法較爲保守，容易出現一些負面的情緒或信念，比如說有些人一想到性器官就覺得不好意思；覺得有月經很煩、很可悲……當許多心理障礙過不去時，繞關元穴很可能就會繞不開。

此時，就找關元穴下一寸的點，再繞開一下。

這個做法，就像我們要打破強化玻璃，當某個點打不破時，就打五個點。所以，當發現有哪一個點繞不開的，就先繞旁邊的點，加強一下；當旁邊的點先鬆開時，主要的穴位就很容易開了。如果還是鬆不開，代表此時能量太低，就必須請高能量的人幫忙。

現在，就讓我們開始開啓任脈五穴道。

在旋轉的過程當中，如果你覺得順時針比較圓滿，就順時針走；相對的，

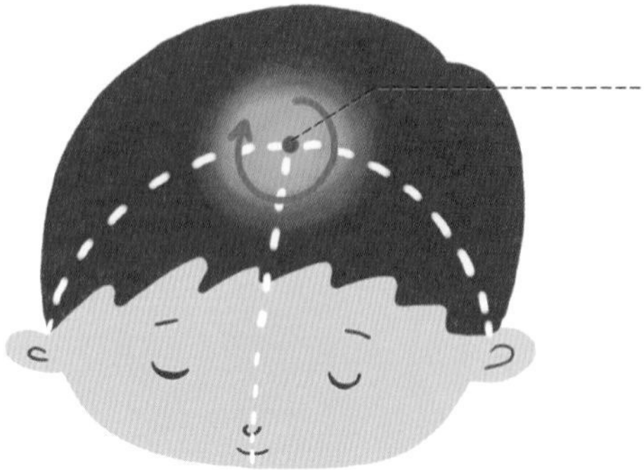

圖 3-3：觀想旋轉百會穴 5 到 10 秒，愈轉愈大、愈明亮、愈充滿

如果逆時針轉，覺得比較明亮圓滿，穴道開得比較大、比較亮，就逆時針練習。（※本書示意圖皆為順時針轉動）

步驟一：從頭頂中央的百會穴開始觀想（見圖 3-3）。觀想旋轉百會穴五到十秒，愈轉愈大、愈明亮、愈充滿。

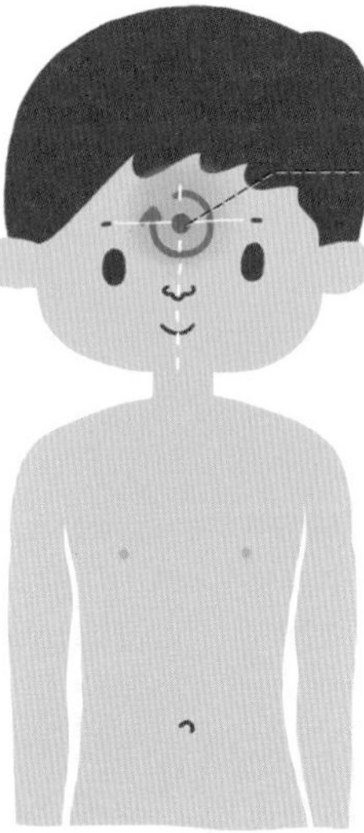

圖 3-4：觀想旋轉印堂穴 5 到 10 秒，愈轉愈大、愈明亮、愈充滿

步驟二：觀想印堂穴（眉頭的中央，見圖 3-4）。觀想旋轉印堂穴五到十秒，愈轉愈大、愈明亮、愈充滿。

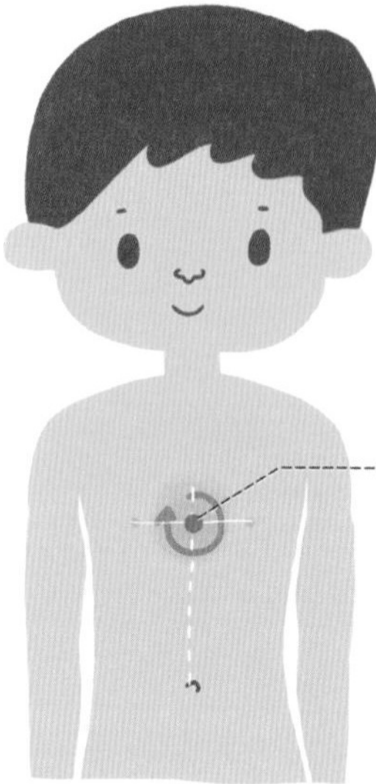

圖 3-5：觀想旋轉膻中穴 5 到 10 秒，愈轉愈大、愈明亮、愈充滿

步驟三：觀想膻中穴（胸口，見圖3-5）。觀想旋轉膻中穴五到十秒，愈轉愈大、愈明亮、愈充滿。

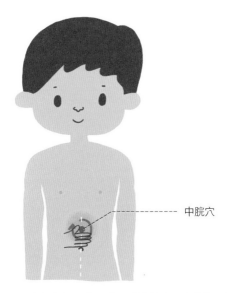

圖 3-6：觀想旋轉中脘穴 5 到 10 秒，愈轉愈大、愈明亮、愈充滿

步驟四：觀想中脘穴（小腹與胃的中間，見圖 3-6）。

觀想旋轉中脘穴五到十秒，愈轉愈大、愈明亮、愈充滿。

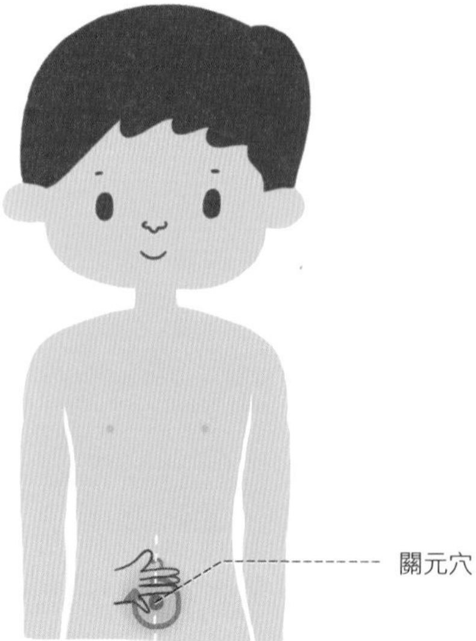

圖 3-7：觀想旋轉關元穴 5 到 10 秒，愈轉愈大、愈明亮、愈充滿

步驟五：觀想關元穴（肚臍以下三寸處，約三根指頭的地方，見圖 3-7）。觀想旋轉關元穴五到十秒，愈轉愈大、愈明亮、愈充滿。

步驟六：感受。

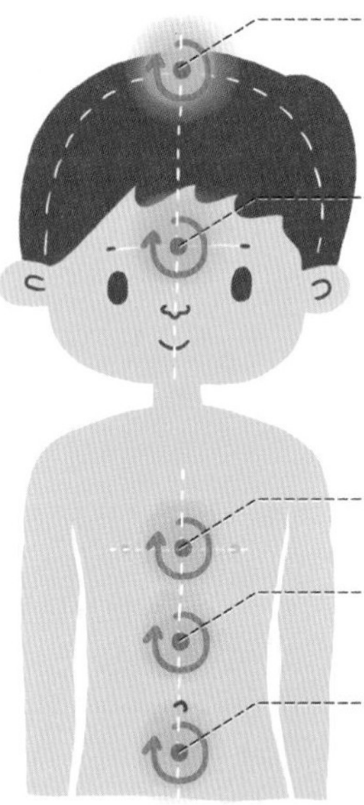

圖 3-8：任脈五個穴道旋轉圖

當五個穴道都開啓後，接下來請放輕鬆感受這幾個穴道：是否感覺到熱熱、麻麻、有電的流動感。

有氣感，心中有心花怒放、春暖花開、內心在微笑的感覺，有點像初戀——如果有，就代表開啓成功！這就是任脈（經絡在流動的狀態）。

如果沒有，請再重新做一次開穴道的動作：轉百會、轉印堂、轉膻中、轉中脘、轉關元，（見圖 3-8）。

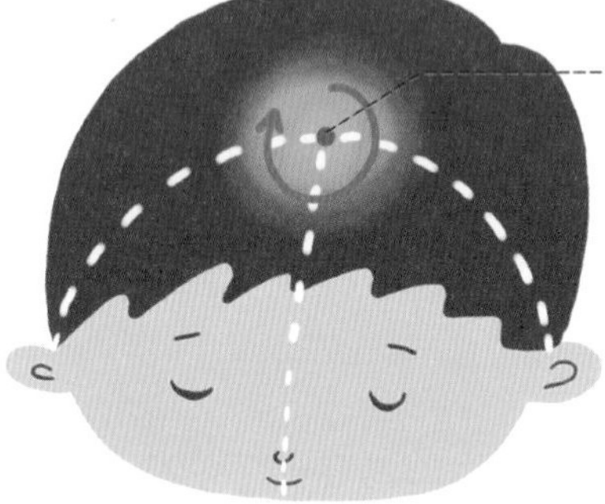

圖 3-9：觀想旋轉百會穴 5 到 10 秒，愈轉愈大、愈明亮、愈充滿

開啓督脈五穴道

開督脈的方法與步驟與開任脈一樣，都是開五個穴道。

不同的是，讀者朋友如果對其他督脈的穴道較有感覺，也可以多開幾個穴道。

步驟一：從頭頂中央的百會穴開始觀想（見圖 3-9）。

觀想旋轉百會穴五到十秒，愈轉愈大、愈明亮、愈充滿。

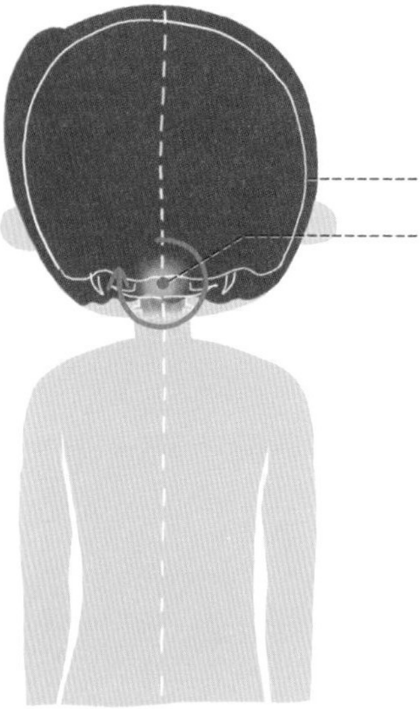

圖 3-10：觀想旋轉風府穴 5 到 10 秒，愈轉愈大、愈明亮、愈充滿

步驟二：觀想風府穴（後腦勺下、枕骨隆起處的正下方，見圖 3-10）。

觀想旋轉風府穴五到十秒，愈轉愈大、愈明亮、愈充滿。

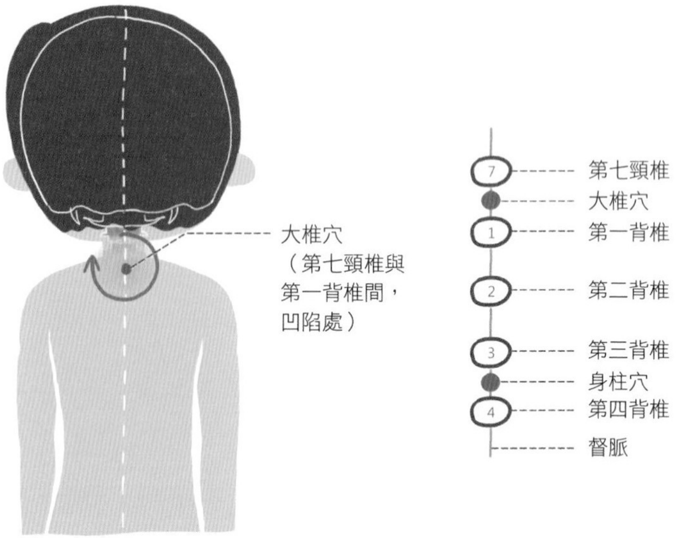

圖 3-11：觀想旋轉大椎穴 5 到 10 秒，愈轉愈大、愈明亮、愈充滿

步驟三：觀想大椎穴（頸部與背部間椎骨凹陷處，見圖 3-11）。

觀想旋轉大椎穴五到十秒，愈轉愈大、愈明亮、愈充滿。

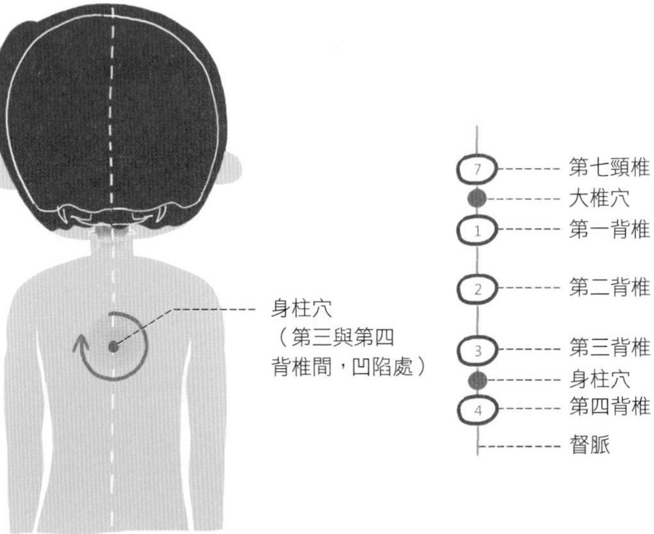

圖 3-12：觀想旋轉身柱穴 5 到 10 秒，愈轉愈大、愈明亮、愈充滿

步驟四：觀想身柱穴（位於兩肺之間、背部脊椎凹陷處，見圖3-12）。

觀想旋轉身柱穴五到十秒，愈轉愈大、愈明亮、愈充滿。

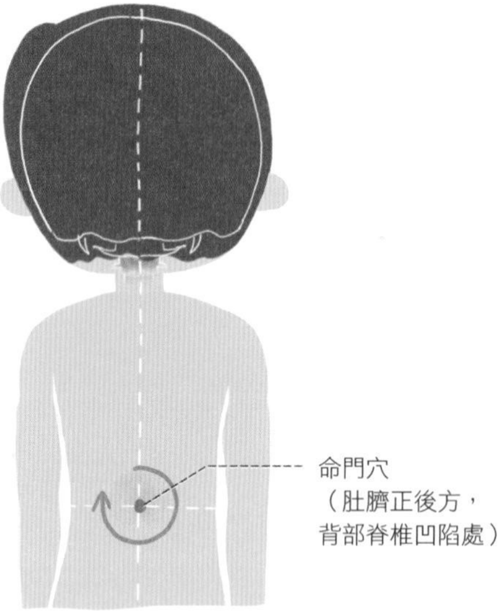

圖 3-13：觀想旋轉命門穴 5 到 10 秒，愈轉愈大、愈明亮、愈充滿

步驟五：觀想命門穴（肚臍正後方、背部脊椎凹陷處，見圖 3-13）。

觀想旋轉命門穴五到十秒，愈轉愈大、愈明亮、愈充滿。

步驟六：感受。

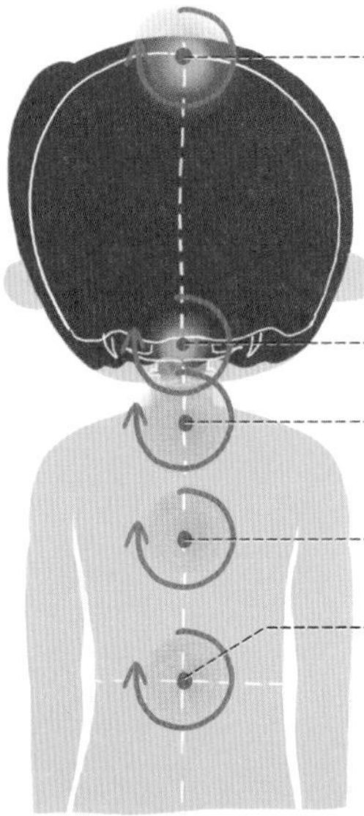

圖 3-14：督脈五個穴道旋轉圖

當五個穴道都開啓後，接下來請放輕鬆感受這幾個穴道：是否感受到熱熱、麻麻、有電的流動感——如果有，就代表成功開啓！這就是督脈（經絡）在流動的狀態。

如果沒有，請再重新做一次開穴道的動作（見圖 3-14）。

開啓任督二脈時，會出現的幾種情況

首次開啓任督二脈時，會出現一些特殊的情況，說明如下。

頭暈

◎如果在轉某個穴道的時候，頭特別暈，表示該穴點塞得比較厲害，與此穴位相關的部分有點衰弱。

此時，可以先練地樁跟天樁，將能量先打順後，再開任督。

如果沒有練天樁跟地樁，只想開任督二脈，等於是在身體狀態不好的時候導引，很容易變成練雜氣，反而對身體不好。

◎若看到不同顏色的光，那可能是氣動的過程，無妨。

◎在練習時，如果眼睛看到異常的光久而不散，可能是眼睛以前有受過傷，壓迫到眼球，也可能是眼球裡的結構不對。

此時，一樣要從訓練天樁跟地樁開始，把能量釋放開，再練習開任督二脈。

以感受較強的方向為主

◎在旋轉的時候，如果覺得逆時針感覺比較順、比較快，或順時針的時候比較強，那麼就要以感受比較強的方向爲主。

◎在旋轉時，很可能會發現穴位會自己調整旋轉的方向，代表根基好。

當穴道與穴道之間的能量愈強時，就會相吸，自然產生流動。

我們要練的就是「自然流動」，而不是想著「如何練到流動」。

練習的時候，不需要將注意力放在「感受氣流」。因爲**當我們將專注力放在練氣流時，身體是練不起來的**。我們要感受的是，身體眞的有幸福自在的感覺；有了幸福感之後，氣流自然就會變多。

很多人為了練氣感，花了很多意念去打通經絡，這是很費力的。然而，一旦抓到我們的核心目的：**練氣不是爲了氣感更強，而是讓我變得更幸福**，就會知道，所有的一切都是**過程**，不是目的。

旋轉到一半沒感覺

◎如果在剛開啓時成功，轉著轉著就突然空了，感覺不見了，表示身體電力不足；如果在轉穴道時，感覺圈圈缺了一個洞，表示能量密度不夠強，雖然經絡穴道有開，但是裡面沒有實質的東西。

◎在轉穴道的時候，如果感受到氣既輕快又有一種綿密感，是最好的；單純只有輕快而沒有綿密感，表示身體的磁場很強，可是能量是弱的。

若出現上述提到的種種狀況，都要先將天樁與地樁練穩了之後，再來開穴道。

天椿與地椿看似簡單卻很深，更要每日做才行，讓我們幸福快樂，並且把自己調養好。

不論是天椿、地椿、開任督二脈，或者開中脈，我都不會要大家練得太深，原因是要保護大家。

當我們練到一定的階段時，腦部的機制會被打開。打開之後，收到雜訊的機會比別人高出很多；但是出現雜訊的時候，萬一是壞的雜訊，真的會害了你。同時，當練得很深的時候，突然被干擾（如電話鈴聲響），一個氣岔掉要補回來，可能就要花上一輩子。

因此，我想請大家先將天椿跟地椿練好，相當於是先將身體磁場清乾淨。當身體磁場清好了、變細膩的時候，再繼續往更深入的地方走。

練氣，練的是一個均勻的大氣。如果體內很多髒東西都還沒清乾淨，就想往更深一層去，有點類似「帶著未完成的業去結單」，可能會愈練愈糟。

用幸福來滋養生命，就是氣功的真諦

◎尋楊

因為奇妙的因緣，給高醫師看診將近一年，一年來病程起起伏伏，經歷到很多戲劇性的反轉，也體驗過很多能量迅速的轉變。

康復過程中，很容易感覺到外在能量的擠壓與拉扯，深刻感受到人間才是最大的道場。這些能量的拉扯，有人與外在環境的，有自己的能量與信念造作的，也有人與人之間心念的拉扯。**有時密切生活的人，能量卻不共振。沒有升上更高的觀點時，想要求得自我與對方的兩全，只能是損耗。**

一年來的神奇之旅，各種奇妙的因緣自不待言。換個角度來看，生病其實是一種祝福，去尋找自己的真正完整。而尋思既然志願從事身心靈工作，也只有自己的真正完整，才能協助大家看見自己是如何忽略自己本自具足圓滿，讓大家看見人們是如何強迫自己，讓自己變得支離破碎。

其實治病以來，印象最深刻的是，第一次見到高醫師時說的話。那時枯竭已甚，問醫師能做些什麼讓自己康復得快一些。醫師說我要多做點讓自己開心的事，因為從我身上感覺不到任何的喜悅、生命與希望。其實那當下，我就了解醫師想表達的，而那正是新學期的第一天。

外多消耗，固然加速虛損；但真正的問題，在於沒有接上生命力的源頭，日子就是拖著、浪費著，而身體有自己的語言。初時眼睛狀況甚多，遠處的東西都被拉近，而後右腳背有嚴重痛風。我和別人說我知道身體要跟我說什麼，「目光短視就會寸步難行」，但是大家都以為我在自我解嘲，其實不知道我是很認真的。

在生病之前，身體就一直不想繼續待在之前的工作。我並不是討厭工作地點，工作內容也非常輕鬆，但是身體就是有股強烈的不應該繼續待在這裡的感覺；但是我只要一離開學校，家人立刻會生出一股焦慮，我覺得與其被那焦慮攻擊，不如將就著順便進修好了。就這樣一年拖過一年，直到身體用很大聲的方式告訴我它不想待了。

說這些好像跟氣功無關，但我覺得都有關。雖然自己學了很多東西，但對那些對自己而言的幸福方式或幸福方向卻視而不見。瞻前顧後就擱淺了。但比較超越的觀點其實是，走在自己的幸福路上，他們懂不懂都沒有關係，但是我祝福他們可以懂。針灸完試著這麼做，隔天眼睛就好多了！

幸福地從事讓自己發光的事，然後發光會讓自己更為幸福，身體跟著更為健康，感官也不會再扭曲。

把結打開，就好。生命就是順著路走，也別忘了盡可能把路上的幸福果實摘下來享用，並分享給別人。

用幸福來滋養或是提升生命的藝術，就是氣功的真諦。

第四章

保護自己的方法

你是否經常聽到有些人在靜坐或練功時，出現特異狀況？
或者知道有的人在靜坐或練功時，會先設「結界」，以保護自己？
本章將說明練氣功時大家最想了解的特殊狀況，教你如何保護自己的方法，以及如何找到好磁場的「睡覺法」。

不能不知道的練氣注意事項

走火入魔是怎麼一回事？

武俠小說中，常寫到武林人士爲了成爲霸主，使用了不正確的偏門招式練到走火入魔，下場淒慘。

在此，來談談走火入魔的概念。

其實，走火入魔就是在練習氣功的過程當中，想借用外在的力量，或者想要奉獻自己、成就別人；亦或是導引入腦的過程當中發生錯誤；也有一說是有所謂的外在干擾、冤親債主等原因。

因此，學習氣功其實很需要有能力保護你的老師。

當你的力量來自於外在，而你並不是眞正知道這個外在是誰——那麼，這是福是禍搞不清。

當你想要奉獻自己的時候，你的內在身體會發生改變。奉獻錯人，就會被別的力量侵入，不是開玩笑的。

導引入腦，指的是沒有明師指導，路徑走錯了。大腦這麼精細，出錯跳電，記憶就會錯亂。

至於冤親債主等，通常不是念經超渡就能結束的。

人會互相討厭，都是曾經互相傷害過。最根本的要素還是以愛爲基礎。因此，己所不欲，勿施於人，這句話是一切善行的指標：你不希望發生在自己身上的，就不要對別人做。這也就是持戒與行善。

我不是氣功大師，在本書中，我書寫的都是自己練習氣功十多年來的體驗，再加上看診時對氣的實證結晶；從基礎開始，先培養氣感、覺察自己，再慢慢地調整步調，改變自己的觀念，到達自我覺醒的程度。

當你開心、內心穩定、祥和時，你身邊的人就會開心、穩定、祥和，並且會愈來愈擴大。但如果你希望這世界開心、祥和，你卻不對自己這樣做，一直將這個意念投射出去，意圖讓世界呈現祥和，這就是相反的操作。

你希望怎麼樣，就先對自己那樣做，你自然會成爲WiFi的訊號發射源頭，然後去感染、影響別人。

有身體、有血有肉的你，才是人間最強大的力量。你自己不做，別人是做不來的。

避免被壞能量沾染，這些事一定要知道

人與人之間的能量傳導是很特別的，你是否聽過有些練氣者不願讓人碰到

他的手，以避免能量互相傳導？

與人肌膚接觸前，先掂掂自己的能量

在演講時，也有學員舉手問：「平日常常接觸一些生病、憂鬱或能量比較低的人，會不會沾染到？」

能量的傳導看不到、摸不著，卻是互有關聯的。當我們的身體結構運作不順暢、自身能量低就去接觸能量也低的人時，的確容易沾染。

此外，如果在氣虛的時候，也要避免接觸。

什麼是「氣虛」？

就像前文提過的，氣虛是一種**細胞的疲勞狀態**。心氣虛，指的就是心臟細胞或心肌細胞的疲勞狀態。這種疲勞狀態，是中醫或保健食品的專長，因爲在這個階段，做任何檢驗都是無傷無病，只有細胞頻率的偵測可以將這種狀態偵測出來，而中醫則可以使用脈法與望觸診法來判斷氣虛狀態。

打個比方，氣虛有點像運動過度後，肌肉無力，但是又可以執行簡單業務的狀態，發生在你的各個臟腑裡頭——雖然還是可以用，但沒耐力、沒續航力。

更簡單地說，此時身體正處於電壓不足的狀態。就像是一個快沒電的電池，接上線後燈泡會亮，但又有點不穩定，然後突然又不亮了。

那麼，要怎麼避免呢？

這裡提供兩個方法：

首先，**能不肌膚接觸，就盡量不接觸**。

以我來說，爲了預防這個問題，我是以針來操作，讓病氣卡在針上，避免卡在手上。

有次，一位患者來看男性功能障礙，我幫他下針的時候，怪事發生了：第一針下去後，還沒刺到肉裡就彈掉了。

怪了，發生了什麼事？

接著，一個聲音傳來：「這個男人是我以前的情人，你不要動他。」

我看看陪伴他一起來的老婆，心想：不管，我照樣下針。

這次針灸有成功，只是因爲有一些干擾在，效果差一些。

第二個方法，就是**每天練習天椿與地椿**，每天持續排除不好的磁場。

避免病氣的方法

在第二章中，我曾經提到每天練習天椿和地椿。

當我們的天椿跟地椿打開後，在行醫或把脈的過程中，甚至走在路上被嚇到時，一樣可以用地椿洩掉不好的氣。

在洩的過程中，如果洩不掉的，就用旋轉的方式把穴道轉開，也就等於用量子糾纏的能量將它釋放掉。直接用意念去導，是導不開的，就是因爲能量比對方低才會被干擾，所以很難用意念去導洩。

這個道理有點像防身術，今天如果被人抓住手，就要想辦法讓手旋轉；一旦轉開，對方的手就會滑掉或不容易抓住。

因此，避免病氣的邏輯很簡單：當我跟你來硬的不行，我的能量比對方低，被對方抓住、干擾時，就**用輕鬆的方式來轉開**。

如果還是轉不開，那就轉五個穴道，也就是利用物理原理來突破我們人體的極限。

至於要如何把病氣排掉？我目前就是觀想一些能量光（如太陽光）照著我，慢慢地把病氣洗掉。

設結界，不收別人的雜氣

能量比較低的時候，就比較容易吸到別人的雜氣：即使是在練功的場合也一樣。

如果你的室友或同學在練氣，對方覺得有溫暖的感覺，可是你卻覺得收到了刺刺的氣，就表示你的身體阻力可能比較大；或是對方在練氣的時候，排出來的雜氣剛好跑到你那裡去。

爲了避免這個情況發生，可以請室友在練氣前，先幫忙做個結界，減少這樣的沾染率。

最好的方式是不求人：自己練出比室友強的氣。

再重申一次，這裡的「練」不是指拚命練功。氣功不是練出來的，是你的心放下之後，心裡覺得開心，自然舒服散發出來的東西，是無形的。

被盜氣時怎麼辦？

在武俠小說中，有看過所謂的「盜氣」。

現實世界裡，眞的有這樣的人嗎？

敏感的人對於風吹草動會比較有感受。有位學員提到，有次走在路上突然覺得超累，發覺有個人一直盯著他瞧，凌厲的眼神讓他覺得有點可怕，似乎在吸他的氣。還有一次是在家裡原本沒事，卻忽然覺得很累，後來也發現有個人在吸他的氣。

關於這位學員說的事，對於麻瓜來說，或許覺得不可思議；甚至有人會認爲學員是神經質或幻想。但眞的有一派的人他們不想自己苦練，而是喜歡盜別人的氣。

遇到這樣的人，該如何處理呢？

我發現，抵抗是最大的副作用。

當我遇到想盜我氣的人時，我會在心裡對他說：你喜歡我的氣，那祝福你，希望你可以獲得更多。

當心靈開心之後，正能量就蓋過對方。這時，他可能就不喜歡你的氣。

不幸福的人不喜歡幸福的氣，而氣是用不完的，只有在我們的心念影響、導致頻率下降之後，氣才無法進到我們的身體。因此，如果一個阻力低的人，在遇到高頻的人時，將更有利於吸收好的信號。

重新調整血管分配的方法

冬季天冷，很多人會覺得不舒服。在此提供調整血管分配的方法。

首先，放輕鬆，想像自己是一顆洋蔥，想像洋蔥在振動，皮一層一層掉下來的感覺。愈來愈細膩，愈來愈細膩，這個感覺傳到你的十指節、腳趾節。

繼續細膩地振動，不斷放輕鬆，身體輕微地抖動或振動，想像自己的血管都在振動，感受到十個指尖的微小血管也在振動。

每天做這個動作十分鐘，一直到身體振動都很平滑、流暢為止。這個動作可以恢復身體精氣的流動，每天練習能夠復原身體自我感知的能力。稍有不對勁，身體馬上就能察覺。

做這個練習時，大部分人會卡關在肩關節無法鬆開、胯下緊張、小腿緊張、腳踝緊張等。此時，請慢慢、輕輕地抖動，一層一層感受身體細膩的振動即可。

助人工作者更需要保護自己

我的學員或臉書粉絲中，有許多助人工作者。

助人工作者天生有一顆仁慈善心。因此，在學會天樁、地樁及開任督二脈後，自然會將注意力放到個案身上，希望也能幫個案轉穴道。

我的建議是：盡量不要。

有一次，一位學長講了一個故事：他有位朋友會幫人處理事情，搞到最後自己快要不行，趕緊跑去向山上的高僧求助。

高僧說：「妳最大的問題是妳扛不來。」

這位朋友回應：「可是這個人被欺負了，難道我不用出手幫忙嗎？」

高僧告訴朋友，當妳戴上綠色眼鏡的時候，看的東西顏色就會有誤差。戴上紅色眼鏡的時候，顏色也會有誤差。

「更何況妳看見的畫面，是單元劇還是連續劇呢？」高僧又說。

這次的談話，在這位朋友的腦海中產生很深的影響。

而聽到這段故事的我，也期許自己有更深的智慧，有更大的視野可以看見「連續劇」。

或許，讀者朋友跟故事中的女主角一樣熱心助人。不過，當我們在幫助別人的時候，等於是同意了對方吸我們的氣。除非有很棒的大師罩著，或是心中盡是滿滿的愛給不完，否則我不建議幫個案轉穴道。

而且，就算是我們的背後有師父，或者愛很盈滿，在協助個案時，也請避免想著「我是爲你好」或者同情個案，不然眞的會背到別人的因果。

要知道在幫助個案時，我們只是個通道，不帶任何企圖；同時，盡可能只轉一次就好，不要轉太久。

有些從事諮商類型的助人工作者，即使不需要與個案肌膚接觸，也可能會出現被個案吸能量的情況。比如：一開始時覺得自己的能量滿滿，與個案聊過後，感覺自己的氣被洩掉，或者開始覺得冷。

此時，該如何是好呢？

我的建議是用卡片或者花朵當「介質」，做一些轉借的儀式。

我會使用「心中祈求法」。假設宇宙有一個核心的能量（不管是太陽系或其他星系），想像這個模型被放大到無窮遠、無窮大之後，觀想這個能量場正在保護著你，再進行諮商。

把一切都交給那核心的力量，知道自己只是一個執行者，感謝全能的神（佛、主、菩薩……）幫忙，把自己的心放下，這樣就不會覺得那麼累了（有時候我會感謝細胞）。

人是很渺小的，我們之所以可以在這裡，不會只是一個人的力量，而是很多人的幫助。如果認爲是自己厲害，等於是排除其他人，更無法感受到宇宙核心力量給你的支持。

每個人都有自己的獨特之處，眞的沒有誰比較厲害。

高醫師氣功教室

經絡打開，結界才有效

在很多電影或卡通中，會看到伏魔者用手比劃一下，結界就完成了。

真的是這樣嗎？

其實，**結界並不是想做就能做**，必須要在經絡打開、了解場域空間之後，再把結界做成很多個圓形，或者是組成三角形重疊（有點類似網狀結構）。以玻璃來比喻，玻璃是很容易破的，但網狀結構的密度連快速球打到都不會破！因此結界要做成網狀，並且做到重疊最好。

這個網代表的，就是你的能量，是你意念的線，所以自身的能量要先夠強，意念的絲線才會很明顯；每個腦細胞都要放出一個能量，能量的網狀結構才夠密實。這跟以意念在腦中想像一個結界的情況，完全不同。

並非每個功法都適合自行練習

在前面幾章中，我不只一次提到：所有的功法都是好的，重點在你要懂得原理為何！

我認識很多朋友都學習自發功。自發功是降低意識，由潛意識來指引，讓身體晃動，進入所謂的氣功狀態。

自發功最容易檢視的，就是身體有沒有「自己動起來」。所謂的自己動，就是氣感。氣感，是進入自然狀態的一個法則。我會建議大家在學習任何功法前，要先知道原理與進入之後會發生哪些事？比如萬一在地上滾，或一直倒退時，要怎麼處理？此外，當我們在無意識或是意識降低的情況下，會不會被其他無形的東西干擾？

上述種種，都需要在練習前先了解清楚。

我建議，在家中只有你一人時，就練一些比較靜態的功法。因為，當一個人的意識放掉時，精神力是薄弱的，這時候很容易被干擾。

說到潛意識，不免讓人想到「催眠」。

我曾經對催眠產生興趣，於是就先蒐集資料，想了解催眠是怎麼一回事。催眠，首先要讓個案進入潛意識狀態，也就是阿法波狀態。這個時候人會很放鬆，就可以開始進行催眠。

運用潛意識，還可以讓夫妻感情變好。比如當先生睡著時，做太太的在先生耳邊對他說「我好愛你」，先生的意識層面雖然不知道，但是潛意識會知道，醒來後會對太太很好。

雖然本書教的是我認為最基礎、也最安全的功法，但如果過去你的潛意識曾經有過一些特殊經驗，在練習時也可能會有一些與眾不同的感覺。

一位體驗者分享在練天椿時，剛開始覺得手痠痠的，之後感覺有一個東西將他一直往上吸，感覺整個人好像一直在轉動，但身體又不是真的轉動；最後又感覺手還是很重，眼淚直流，不斷打嗝。

他想知道為什麼會發生這樣的情況。

這就要從靈界講起。

外在磁場在跟我們相應的時候，走的是所謂的「意」，中醫理論說「脾主意」，意思是我們的消化系統關注著我們的意識。因此，當一個人曾經被靈界干擾，在走靈山或其他方式被不同的靈上身過時，這個機制從此被打開；打開之後就會走到胃，所以會有打嗝的情況。

如果想要改善這個情況，首先必須把脾跟胃的能量大幅度拉高，努力把脾經跟胃經補回來，以免當脾經跟胃經能量太低時，就很容易接收到負面的能量。

這就像有人童年時被水淹過，就一輩子怕水一樣，與潛意識相關甚重。

這樣做，找到適合練習的地點和時間

練功，有沒有哪些時間特別好？練功的地點又該怎麼挑選？

在開始說明之前，請容我先分享我對於醫學階段的體驗。

我在閱讀武學的經典時，發現了神、意、氣、形的結構。經過思考後，發覺醫學應該也可以依照這樣系統化地去學習。於是，我開始將自己的整體體會劃入這些象限裡頭。

如果是一樣的手法、整理過程、處方用藥，可以大量地複製，一樣的藥可以在不同病人身上取得效果，取得的是結構的共通性：我稱爲**「形的醫學」**。

進入**「氣的醫學」**階段時，我發現，在杉林溪運動，跟在美術館運動，身體內產生的滿足度是不一樣的。因爲磁場不同，影響身體的振動頻率不同。人們會開始在意產地、在意採收季節、在意火候、在意節氣、在意是誰幫你治療。

磁場愈高頻或愈善良的醫師幫你下一針，引起的漣漪效應愈大：這就是許多神醫的由來。

神醫的醫術、知識也許不特別高，但就是有辦法做到常人做不到的事。在這個階段，調整的是細胞的頻率。

也是到這個階段時，許多人就開始迷惑了，如同水分子的結構都是H_2O，在形的醫學上是如此；但在氣的醫學階段，它們振動的頻率不同，產生了屬於水分子的「個性」。喝起來的「感受」是不一樣的，「品味」也是不一樣的。

接下來進入**「意的醫學」**階段，開始在意「法則」，開始因爲了解萬物的共振，達到簡單的軌道化，產生了共鳴態的共振，這個狀態稱爲「物以類聚」，與「放大有效用的頻率」。此時，在意的是共振。

進入**「神的醫學」**階段，在意的是滿足與實現，因爲已經從管理進入到回應需求的狀態了。每個法則都在你的回應裡面，你忘掉一切法則，卻又回應所有法則。你在意的是萬物運作協合的系統。

那麼結論是什麼呢？

運動節飲食，小心身體安全：你的形會棒。

原諒自己，讚美別人：你的氣會好。

廣結善緣，物以類聚：你的意會好。

六度波羅蜜——你會有神。

練習時間：依身體的感覺決定

在前面的文章中，我提到在不同的地方運動，身體的滿足度也會不一樣。

根據我的經驗發現，節氣交換過後的時間點，能量比較強，在這個時候練功，會特別有幫助。（雖然平日還是都要練，但是在這個時候練習會特別有感覺！）

練功的時間，也跟體質有關。我在半夜十一點到一點打坐，就會睡不著。因爲打坐的能量太強，我的個性跟能量又是屬於偏陽性的，所以我會避免在半夜十一點到一點打坐。

至於練功的磁場，我就會選擇在一些比較陰性的磁場練習，才不會做完後失眠。

如果你是容易失眠的人，發現晚上練天樁會更睡不著，就反過來練地樁看看；如果練地樁睡不著，就換練天樁，以適應身體爲主。

請務必記住：以身體的舒服爲主、不強求，是本書功法的原理。如果不了解原理，後面的路就很難走。

睡覺法

我曾經花了很多錢學風水地理，也在家中為自己調整風水。發現調了風水後，人生運勢變得很順，譬如考上博士班。

有一天，我發現我到每個地方都會很在意，將注意力放在診所或所到場合的磁場風水，反而讓我心裡出現罣礙。

我，著相（編按：佛教用語，意指執著於外相、虛相或個體意識而偏離了本質）了。

發現這個情況後，我也開始思考如何解決這個問題？

每個星期，我從高雄到臺北讀書，常常必須住旅館。

有一次，我住到一家飯店，發現愈睡愈累。拿羅盤對了之後，發現大凶。

此時，又遇到香港患者說我在香港幫他調整磁場，一開始很好，後來又因爲老闆發生一些狀況破掉了。

怎麼辦呢？

總不能一直到患者家中調整吧！

有沒有什麼方式是適合每一個人，而且又好用的方法呢？

思前想後，我發明了「睡覺法」。

一個人的睡眠品質，會直接影響到能量。

睡覺法可以協助我們找到最適合自己睡覺的方位。

我告訴這位香港患者：你先測試看看不同的方向睡覺，是否安穩？如果今天頭在東方、腳在西方，感覺睡得不安穩，假設是陽性干擾，理論上反過來睡就會變成陰的狀態，就會比較順。就這樣東、西、南、北每個角度都感覺過一次看看，如果沒有，再以東北、東南、西北、西南試試看，一定會有適合睡覺的方位。

最適合你的方位，會讓你有豐沛感

上述的睡覺法，需要不同的方位都感受一下，可能要花上幾天。但對於我的氣功班學員或者正在閱讀本書的你，就不需要這麼麻煩了。

那麼，要怎麼做呢？

很簡單，在練天樁或地樁的時候，先選定一個方向，感覺一下磁場的流暢程度跟身體的豐沛感，愈豐沛代表對你是愈好的（很直觀，不要用頭腦想）。方向的變換以每三十度爲測試。

也就是說，看看當自己在哪個方向練功，身體最有豐沛感，就是對我們有利的方位，可以在此做個記號（比如畫個方框或膠帶貼一下）。

除了練功及睡覺的方位外，辦公室也可以這樣做。

我在臺北看診的診所，只是把診間的電腦方位稍微移一下下，請一些體質敏感的學弟妹來坐坐看。放在不好的方位時，學弟妹都感覺胸口被悶住。

看到這裡，你一定很想知道我是怎麼找到適合電腦的方位吧。

很簡單，只要將電腦螢幕慢慢地、稍微移一些角度，移到你感覺最舒服，磁場最流暢的角度就對了（有時候甚至要調整桌子）。

我曾經把磁場擺成大凶的方位去坐，一整天腦袋都鈍掉。當腦袋鈍掉時，會覺得自己什麼事都做不好，也就容易發脾氣（以前，我是很鐵齒的人，完全不相信這種事，不過是電腦螢幕跟座位而已，怎麼可能影響這麼大？但在練氣功之後，就發現不得不相信人與磁場的關係）。

很多人經常睡不好、多夢，常夢到被鬼追，都是磁場不對。

我在臺北入住某一家旅館時，幾乎天天都做噩夢。那時候不信邪，心想：我有練氣功保護，不怕！卻忘了，睡覺時是無法繼續練功的。因此，還眞的必須靠其他方式來把弱點補足。

在此提醒一個重點：由於這個方向是人爲挑選的，可能有利於你的身體，卻不利於財運或其他面向……但不論如何，當我們先感覺到豐沛感，練著練著，很可能各方各面都逐漸提升也不一定。

不再自我限制

在了解了一些風水問題之後，如果發現公司桌子的方位或者床的方位並不是最適合的狀態，但是又沒辦法在短時間內改變時，也不要有負面情緒。因為，我們練氣功的目的，就是為了幸福跟快樂。所以，當我們的心可以接受很多不同狀態的時候，就不會在意公司的擺設好不好了：這常常是自我限制的信念！

就算今天身體不舒服，還是可以很開心，還是可以出國或做很多事，毋須用很多框架框住了自己。

抄經到底好不好？

提到讓心中安定的法門，不少學員會採用念經和抄經等方法。有次演講時，一位聽眾問：「當我心中不安時，會想要念經和抄經，這樣究竟好不好？」

「妳在念經或抄經後，心中會比較平靜嗎？」我問。聽眾點頭。

「如果有平靜的感覺，這件事對妳來說就沒有不好。只不過相較於念經和抄經，我會建議想一想，妳到底在害怕什麼？」

當內心不安時，透過不同的法門得到平靜，是即刻的解方。但如果內心不安的來源及根本沒有被看到，不久後，這個不安還是會蠢蠢欲動。想法和做法沒有轉過來，心沒開，再怎麼念經、抄經也不一定有用。

不只是佛教，任何宗教都一樣：請問問自己，你所信仰的宗教、你常去的宗教團體，是否給你一種正向、平靜、幸福的感覺？

我有一位病人加入了某個靈修團體。前半年很快樂，半年後開始愈來愈不開心。原來爲了要遵守這個團體的教條，導致他想做的事不能做，該做的事不敢做，心不流暢，整個人的情緒被卡住，也影響身體健康，很可惜。

這樣的病人不只一位，因此，我在社群媒體上常常請大家閱讀《失落的幸福經典》三書（分別爲：《失落的幸福經典》《失落的致富經典》（以上爲方智出版），以及《失落的成功經典》（久石文化））。因爲，這套書直指核心，解決了人們生活上的問題。我自己在閱讀《失落的幸福經典》這套書時，感覺身體的許多能量層被打開，不但對自己說「不管發生什麼事，都是好事」，並且是非常堅定地對自己這樣說。然後就發現，很多煩人的事情都改變了。

因爲認爲是好事，就不會再有想要糾正別人的想法，而身體也沒有第二種力量反擊回來。甚至，當我用這個想法看診時，也驚喜地獲得很大的回饋。

Z是一位自閉症的小朋友。看診時，我對他說：「你已經是最棒的，最好的了，不用再擔心任何事了。」

離開的時候，Z突然告訴我：「醫師，謝謝。」他的口音雖然有點慢且不是很準確，但仔細聽還是可以聽懂。而帶他來的阿嬤聽到孫子開口，都快掉眼淚了。阿嬤告訴我：「阮孫從來沒說過這句話。」

此後，我在下針的時候，也總是用感謝的語氣，感謝每一根針的連接，並將意念指向宇宙的法則，也就是：**在我身上所有的事情都會是好事，所以不會有第二種力量。**

患者都會在這個力量的幫助下，快速痊癒。

・練氣與吸引

當一個人氣弱時，很容易在接觸其他人時感覺不舒服（最容易出現的情形是頭暈），甚至連對方一個小表情、一句話都會擾動你。

當氣練起來時，你自己就是WiFi，就是7G，也因爲天線打開了，此時遇到讓你不舒服的人，就表示這個人的磁場與你眞的不適合。

體驗分享

一切，變得如此自然

◎何志宏

高醫師的這套功法，先練靜坐再接天地樁，讓一切變得很自然。利用已有的實質路徑（臍動脈）入裡，再接續上腹主動脈，讓中脈流通，是個聰明直率的做法。有些功法是藉由湧泉開始，如果腰臀部曾受過傷，沒找到醫師治療的話，這關要過就是好幾年。

我是一位醫師，之前用氣功幫病人治病，結果後來不敢再用。我想分享不用氣功後的心得。

不練氣功後，我練的是對於自身肉體的控制力。數息、觀照呼吸吐納與身體不同部位的連動變化。講白話就是：好好走路、呼吸、吃飯、睡覺，讓心念純粹，讓身體勻稱放鬆。過了幾年，某天我再回去練原本的氣功，發現順得不得了。明明中間幾年我都沒練。這讓我知道，**如果把肉體調理好，氣是可以通暢的**。

高醫師在課程回答問題時，提到發問者是身體卡住而讓氣不順的，由此可以知道高醫師也曾經辛苦過。

在課程中也有學妹提到，要怎麼擺位才會讓身體順、氣能過。這是我的專業，以手的擺放為例，一般高僧打坐不是都掌心朝上嗎？請從坐姿調整手的放置。

從掌心朝上、到虎口朝上，旋轉看看，找一個角度，在肩、背、手都是放鬆的狀態，輕放在大腿上就好了。兩隻手的角度可能會不同（非常不建議掌心朝下，通常都會讓身體卡住，甚至會讓上腹部更加緊繃）。

以練功者的角度，我會建議從兩個面向來觀察。一個是氣、一個是形。如果本身已經具備了氣感，那換不同的姿勢，你會知道哪個姿勢氣會流通，練那個姿勢就對了（一開始會觀察局部變化，但後來請觀察整體。比方說，有些姿勢是手鬆了，但是腰緊了，那腰部的氣自然就比較會被卡住）。如果本身對自己的肉身有所覺知，那麼轉換姿勢的過程，便會知道身體是否有勻稱的鬆，還是緊繃卡住了。擺放到一個勻稱的角度，依著功法練功。氣或形，至少要有個依據。如果有所感覺，去看病時，也會知道身體狀況有什麼改善、自己的情形跟這位醫師合不合拍、有沒有醫師緣。

如果沒有氣感，對身體也沒有鬆緊的感覺，那麼請好好練功，這條路還很長。有些情況是狀態不好，所以兩者的覺知都沒有，建議找信任的醫師評估、治療。逐步調整身體，也會比較好練功。

第五章

幸福的宇宙法則

幸福快樂的關鍵是：要自己先幸福快樂，然後別人才會感到幸福快樂。它是一個迴圈。

當覺知提高、擁抱敵人、消化情緒，幸福的感覺也油然而生，並且擴及到與你互動的人們，讓周圍的人一起幸福。

「不只我好，我們大家一起好」是練習本書功法最大的目標。

一切都看你怎麼想

釋放情緒才是幸福之本

練了十多年的氣功。最早，我追求練有形的氣，然後開始追求氣感，再來就是使用放氣治病。

接下來呢？還有沒有更高階的？

就在遇到研究自然醫學三十餘年的「Dr. West」時，我才知道，心理對疾病的影響這麼大。

此後，我的想法整個改觀。

一位患者提到自己有心悸的情況，追究根源是患者在童年時被爸爸家暴過，這種恐懼的印象一直留在他的心裡，變成心悸的原因。又例如一位失戀的女性，在與男友分手後，認爲男性都是爲了跟她發生親密關係才接近她，並不是眞的愛她，潛意識裡開始討厭自己的身體，最後演變成婦女病或濕疹。

當我體悟到這一點之後，我對氣功的興趣就比較低了，開始研究怎麼讓人幸福快樂的方法。

怎麼樣才會幸福快樂呢？

說穿了，一切都在我們自己。

曾經有一位網友說，他看到身邊一些作惡的人，造謠生事、搬弄是非、損人利己，但他們依舊過得很好，往往也可以得到他們想要的東西，達到他們的目的。這樣還能說惡有惡報嗎？還是他們的因果可以讓他們走在順遂的道路上？

「如果只看到這一部分，很難相信善有善報，然後堅定地走在善良的道路上。我有時候都會這樣半信半疑地走著……」網友說。

嗯，我明白網友的心情，因爲，過去的我也曾經有過這樣的疑問。

但是，現在知道幸福的宇宙法則之後，我的想法不同了。

請問，你有玩過哈哈鏡嗎？

當鏡面凹凸起伏的時候，鏡中的影像也會隨著變形，或凹或凸，有很大的變化。

我們每個人，其實都是不同屬性的哈哈鏡，唯一可以判斷善惡準確不失的狀態，就是平靜明亮的時候。

當我們自己也是凹凸不平的時候，映照出來的，也會是扭曲過後的現象。

也就是說，我們眼中看到的這些爲惡的人的平順，可能是物質上的；但也許在物質的背後是家庭失和、身邊沒有值得信賴的朋友，或者晚上睡不著、每天想著對方在耍什麼花招，會不會害我等。

也許，對方心中其實很想跟你說「對不起」，只是拉不下臉而已。這個拉不下臉的背後，其實是充滿著恐懼；也因爲恐懼，所以凡事都想占爲己有。

那麼，又要如何了解惡業到底解脫了沒呢？

答案是，當我們可以很寧靜、平和，甚至溫暖地對著自己做的惡事，心甘情願面對後果去處理的時候，這種狀態，就稱爲「惡業消盡相」。

比如你破產了，債主瘋狂地找你。於是，有些人選擇閃躲、責怪，把過錯推給別人……很多很多種反應。

但當你徹底地了解這是自己一手造成的時候，你對著自己跟別人的內心說對不起，深刻地明白、體會的時候，因爲心中沒有恐懼，而能清澈地面對後遺症的時候，這就是最強大的懺悔。

天底下，沒有比懺悔力更強的了。

當你面對這些爲惡之人的時候，你能夠內心安穩、平靜、明亮地覺察到對方爲什麼這樣做的時候，你會升起淡淡的慈愛，明白對方要的，不過就是他欠缺的部分而已。

善人不見得快樂，惡人也不見得快樂。眞正的快樂，來自於你了解與接觸自己深層的動機，然後你體會到了合一。

爲善不見得比爲惡高尚。爲善只是在共同的制度下，讓生活品質更好、共振頻率更高而已。

而更高等的生活品質，完全決定於你內心的狀態。

所以，幸福快樂的關鍵是：要自己先幸福快樂，然後別人才會感到幸福快樂。

它是一個迴圈。

我們，給不出自己沒有的東西。但當我們有了這個東西，並且滿盈時，就會想要充滿愛地給出去！

接下來，我將告訴讀者朋友，如何釋放一直令我們受傷的人事物，擁抱我們的敵人。

沒有好或不好，只有當下的選擇

你有沒有去過一個地方，然後就莫名其妙、特別想發脾氣的經驗？人腦是非常容易被干擾的。當我們來到一個磁場非常糟的地方，想法也很可能會被改變。

爲什麼人類會做出錯誤的判斷或選擇呢？

因爲當一個人處於低頻的時候，當下會認爲目前這樣的情形對自己是最好的。

所以，其實沒有什麼所謂的好或不好，而是在當下對你而言，覺得這樣的選擇對你來說最好。

就像今天A君報名某大師的課，可能對A君來說是最好的；同時間，也許有更厲害的大師也在開課，但是A君的頻率沒有到。

或者是，A君報了厲害大師的課，最後因爲家裡的因素干擾而無法出席。

以前我不懂爲什麼這些負面能量解決不了，現在我知道，這是因爲A君願意去承擔這些負面能量。

以我爲例：以前阿公生病的時候，我總是選擇假日回去看阿公，而無法去聽很棒的演講——當時，阿公、阿媽並沒有情緒勒索我，他們只是希望我開心地回去看看他們。是我自己認爲「如果我沒去看阿公，就沒辦法太開心地面對他們」，我只想著應該要怎麼做才是孝順，而沒有看到「當我幸福開心的時候，阿公、阿媽才會開心」這個眞諦。

當我們眞正懂得時，做法就會不一樣。

例如，當我從高雄來到臺北求學，努力完成我的目標，拿到學位，我非常地開心，也帶著這樣的開心分享給太太時，太太也會替我高興。

年輕時的我，不懂得這個邏輯，現在我知道了，所以也要分享給讀者朋友。當你覺得出現負面情緒的時候，或許可以思考一下，這對你來說眞的是負面的嗎？有時想法是被氣和環境引導的，你身不由己。平時就要養氣、把正能量拉高，就不會受影響。

投資股票很賺錢，但你爲什麼會賠錢呢？因爲你朋友都是賠錢的呀！物以類聚，我們要找已經成功的人去學習，而不是在自己既定的框框裡瞎轉。

我們，要跟比我們好的人學習。

今天，在中醫方面我還不錯，我就先學習中醫的方法，從氣入門；如果走傳統的方法，就要走很久的路。但是很多人不相信，在繞了一大圈之後，才又回頭來學氣功。如果十年前就從氣入門，花了兩年直接把氣功練起來，之後學把脈、劍術、武術……什麼都快。

心性是氣的基礎，而且氣功是等同於高度防火牆的東西，練十年，就是有十年的功力，不會說練了一年，但是超越十年。所以不要覺得自己的想法是不好的，沒有這種事情。

擁抱我們的敵人

「高醫師，我的媽媽都已經八十歲了，每次回娘家，她一定向我抱怨六十年前哪些人對不起她，聽得我很煩，但也覺得好心疼。真希望她在離開人世前不要再有任何罣礙。」

在醫治的過程中，我發現情緒與疾病之間的關聯非常大。想想，身上背了六十年相同的情緒，每說一次就加上一層，六十年間到底累積了多少？

如果，能夠讓這些令我們感覺忿忿不平、感覺受傷委屈、身心痛苦的人事物消失，是不是太好了？

可以喔！現在，請跟我一起來練習如何「擁抱我們的敵人」。

首先，想一下對你傷害很大的第三順位那個人（從第三順位開始練習，力道比較不會太「強」，尤其是生離死別相關的人事物）。

現在，請感受對方當初對你這樣做，背後的動機是什麼？

你可以模擬他的想法，看看對方背後眞正想要表達的是什麼？

當「天線」打開時，現在的你是有能力感受到對方當初在想什麼的。

感受到背後的動機之後，接著想，如果事情再重新發生一次，怎麼處理會更好？

如果沒有答案也不要緊，或許某一天在早上將醒不醒時、走路放空時、洗澡時，答案會自動跳出來。

基本上，會讓我們感覺到重傷的人不會超過三組。只要練習「擁抱我們的敵人」，你將發現，心情放下後，身體也跟著輕鬆許多。

如果覺得傷害自己的人很多，感覺人生處處都是別人在傷害你。那麼，就要自我檢查，是不是自己的個性太剛？

要特別說明的是，進行「擁抱我們的敵人」後，有人變得能夠理解對方，但也有人因爲無法理解對方在想什麼而更討厭對方。這個心理障礙必須自己跨過去，因爲跨不過去的地方都是你的死結，還會透過不同的模式再來一次。

要知道，**傷害你的不是這個人本身，是這個模式**。也許今天是你岳母，但下一次可能是你新交的朋友。

我們可以在腦中想像抱住對方，跟對方說「我沒有這麼討厭你。我現在懂你想要表達什麼了」，如此就解開了。

對了，連那些欠你錢不還的朋友也可以喔！這麼做也會有效果。

我曾經投資A君兩百萬。後來A君的公司倒了，欠我的錢沒有辦法還，而且還被很多人告。

事情發生之初，我跟其他受害者一樣非常難過。後來，當我的天椿被打開，開始感受他的狀態：原來，A君不是不還我錢，而是眞的沒有能力還。在正能量釋放過程中，我感受到，有一天，當A君重新站起來的時候，他會還我更多。

你也可以說，或許一切都不是眞的，A君也可能是眞的不想還我；可是，當我心裡那一關放下的時候，它就在我的心中過了，不是嗎？眞正受益的是我——因爲我再也不用被這個「受騙感」綑綁了。

不必真抱，內在擁抱就有效

有一天，我家樓下有位流浪漢徘徊不去。此時如果我趕他，他可能會對社會更爲反感，也許我抱他一下就沒事了，可是那時候他一直罵我，而我因爲怕嚇到小孩，總是不安心。於是，我就在心裡說：「感謝你，我以我內在的神性向你內在的神性敬禮。」不久後，他眞的離開了。

如果我找消防隊、員警或是社工來趕，他的心沒有改變，也許還是會重複再來，因爲他被人對待的模式一樣，內心也出現相同的感覺。但是當他覺得內心溫暖的時候，他的一些結就解開了。

同理，如果是討厭你或你討厭的人，我們不用眞的擁抱他，只要內在擁抱，感受對方爲什麼會變成這樣子就可以了。

就像一些令人討厭的人，當我們去理解他背後的心理時，可能會發現他是很可愛的。

好比有一個人，非常想要在學術上出名，發表論文、攻讀博士學位，或是到世界各地巡迴演講……這麼努力的背後，其實是因爲內在非常沒有安全感，他必須靠很多外在的東西來強化自己。他覺得自己必須到達世界權威才能夠有自信、有安全感。而這個極度想被保護的源頭，是他在三、四歲時，爸爸、媽媽出國沒有帶他一起出去玩。

於是，我們會發現這個人並非老是在爭，只是想要找回小時候父母關心他的那種存在感。

再舉另一個例子。很多人都想變得很有錢，可是有的人會不擇手段，甚至詐騙，很可能這個人小時候過著負債的生活，或是得卑躬屈膝。對他來說，他的人生一直處於受辱之中，只是還不懂得怎麼轉化這個情緒，只好靠詐騙的方式來確保他前往富裕之路的穩定性。

當我們看到隱藏在背後的原因時，會發現他其實是在保護著什麼。如此一來，我們就不會討厭他了。

很多患者會向我抱怨工作不順。由於我是很敏感的，因此會感覺到對方工作不順的原因其實都不同，可能是覺得沒被重用，或者跟上司處不來，其實只是希望上司給他一點鼓勵而已。但是這樣一個小小的心結，卻能夠讓他的身體自行解體、破碎。尤其是女生，可能只是一個眼神不對，就覺得沒被重視；職場上男生也是，可能沒有得到掌聲，就覺得被瞧不起或不被肯定，其實是某個地方受過創傷，覺得人生需要一些溫暖來自我補償……這些，都是缺少愛的表現。

所以，**當我們有能力體會到自己缺少什麼**的時候，做什麼事情都會很順，因爲你已經看得懂自己要的是什麼。

大愛的能量哪裡來？

前文提過，在你的一生中，傷害你的人基本上不會超過三個。

當我們開始從第三順位擁抱我們的敵人後，繼續感受第二順位、第一順位……此時，你也完整經歷了過去的人生。

有句話說「一回生二回熟」，既然知道對方做這些事情背後的動機及原因，我們也已經盡了最大的努力，把敵對的思想跟頻率降到最低，接下來就盡力祝福對方即可，而不要承擔對方的情緒責任。

有個故事是這樣的：有個男生由阿姨一手栽培長大，她幫男主角打造的夢想是，希望他娶到董事長的女兒，從此人生一帆風順。但當時他告訴阿姨：「我最瞧不起錢了。婚姻是自由主義，我要娶我愛的人！」

阿姨見男主角不聽她的話，執意與當時的女友結婚，氣得撂下一句話：

「你如果跟她結婚，就別認我這個阿姨了！」

當年，男主角對於這件事一直耿耿於懷，現在回過頭來看，他並沒有對不起阿姨什麼，當心中釋懷後，反而反過來祝福阿姨（然而，祝福和成全是不同的，如果爲了祝福阿姨而娶了不喜歡的女孩，對男主角來說也是不公平的）。

同時，男主角也從「擁抱自己的敵人」練習中看到阿姨小時候，因爲受過太多委屈，覺得自己必須變得很強，必須像慈禧太后那樣，才能保有她的人生，那是她對自己觀感的定位。

看到這裡，讀者朋友會不會覺得很有共鳴：啊！我當年就是這樣；我現在也遇到類似的情況……覺得如果不照著長輩的要求做，就是不孝，好兩難啊！

說到孝順，我想跟大家聊一聊另外一個詞：善良。

常有患者說：「我這麼善良的人，怎麼會遇到這樣的事？」

似乎感覺到，善良的人都是弱勢？

眞相並不是這樣的，因爲一般人心中想的善良，通常都只做到善，而沒有盡到良的責任。**是因爲沒有智慧導致的懦弱，不敢做出自己的判斷，才變成弱**

勢的。

眞正的善良，是會去判斷後遺症是什麼，而選擇進或退，那才是「善」；加上「良」，有效、有進展的進步，才叫「良」。

比如家暴的父親，若子女去忍受不合理的折磨成就孝順，這就不是善良了。

這裡的善，是要去規勸、糾正父親，讓父親成爲良，那才是孝，這樣子孝了之後才會眞正的順。

再以醫護人員爲例，當醫護人員拚命完成患者家屬的種種不合理要求，只做到了善，而沒做到良。因爲這樣子做，並無助於整體效能的提升，沒有達到良的效果。可稱爲善，而無法稱爲善良。

因此，當我們還沒有了解貧困的人的背景之前，去幫助人家，可稱爲善；而眞正了解問題所在，去解決他爲什麼變成現在這樣，讓對方改變，提升效率、優化自己內外在的，才稱爲良。

所以，對於故事中的男主角阿姨或其他長輩來說，或許會認爲男主角這樣做不孝順，但眞的深入事理來看，男主角是在做一件「良孝」的事。

我也相信，當男主角不斷給阿姨祝福時，事情肯定會圓滿。

愛，人人本有

有天看診時，一位病人說：「高醫師，我看你每天這麼忙，又要看診、讀書，又要開課，還在臉書上寫這麼多的好文章……你對大家眞的有源源不絕的愛耶！」

其實，愛是我們每個人原本的狀態，只不過人類過去因爲需要逃難求生存，常會一直衝、衝、衝，導致交感神經過度旺盛。其實，現在的我們並不需要逃難，只不過現代人會因爲求生存及競爭因素，磁場產生波動。此時如果沒有人協助調整，一直亢奮，就會導致失眠跟憂鬱。

中醫有一句話是「陽氣走到盡頭會轉陰」：很多大公司老闆正是如此，由於過度亢奮，成就感高，最後卻得了憂鬱症。

當我們依照本書的功法每天練習，將中脈打開後，就可以敏銳感受到身體的每一寸。此時只要身體有任何不對勁的地方，都可以很快知道：也就是我在第一章提到的「氣功態」。

當我們達到氣功態，大腦與體內神經通道接在一起，身體只要有狀況，我們就會有警覺。

舉個例子，一般人如果雙手冰冷，就會直接認爲是手冰冰冷冷；但練氣功的人會很快覺知是自己的氣不足，因此會趕快練氣，再將氣補回來。

當覺知提高，在亞健康的時候就能察覺，進而提早調整，與一般人非要到病症出現時才知道要就醫，有很大的不同。

同時，因爲覺知提高、擁抱敵人、消化情緒，幸福的感覺也油然而生，並且擴及到與你互動的人們，讓周圍的人一起幸福。「不只我好，我們大家一起好」是練習本書功法最大的目標。

高醫師氣功教室

關於光的冥想

不少學員在上課後，會發現我在課堂中完全不使用光的冥想法。

為什麼我不喜歡用光冥想的方式？

因為在冥想時，必須要有能量的守護者在旁邊保護著。

記住一件事：你想的東西，代表你發出去的頻率。

今天我告訴學員「想著紅光」，但我想的紅光跟學員想的可能不一樣，因為我的天線接上了，但是有些人的天線沒接上。如果學員想的紅光是低頻的，效果會非常差。

光能量是有效的方法，但先決條件是找到好的能量場練習及好老師。

天線打開，敏感出來

當你的天線打開後，會比較敏感。以我來說，就會收到其他人的無聲訊號。

我認識一位肝癌病人，醫師說她活不到三個月。她來我這邊醫治了一陣子，腹水已經消退。有一次我去日本，聽到她的聲音說：「高醫師，謝謝你，我要走了。」

當我從日本回到台灣後得知，她真的走了。

因此，很多病人說掛不到號時，我也會收到無聲訊息；當我在國外，也會收到臺灣有人發出的「高醫師過得這麼好，都去國外度假」之類的無聲訊息。

有一次，我在臉書上公布減診，就收到「掛不到號」等無聲訊息蜂湧而來。倒不是我故意減診，是當我一直加號，發現看到第一百五十人時，覺得自己體力嚴重透支：這是我的潛意識在告訴我，如果再看這麼多人，三年後會中風。

爲了長遠著想，我才慢慢減診。

「他心通」是這樣來的

說到敏感，還記得在前面的章節，我請大家做過的「剝開」體驗嗎？

並不是每個人都能有被剝開的感受，這與每個人的敏感度及所在的磁場有關。如果磁場不好或者是磁場比較弱的地方，是剝不開的。

有些人在剝的時候，會覺得能量卡在印堂；有些人會看到光：這是因爲練了天樁和地樁後，身體比較敏感，再去體驗剝離時，我們會看到自己意識的存在，就這樣一層層剝離……當我們把意識剝開，就有能力看到別人的意識，所謂「他心通」就是這樣出來的。

他心通，並不是我眞的練了什麼神通就變得感受性很強，主要是因爲當大腦皮質的結構可以接收到愈細、愈微小的訊號時，自然就可以感覺到別人的腦波指示。

這，也是一種**同理心**。

我相信如果每個人愈練愈清澈，敏感度就會出來。但是，爲什麼今天我們大多數人都被屏蔽、罩住，感覺不到彼此呢？

答案是因爲我們身體感受能量的密度太粗糙導致的。

因此，當我們藉由練功，當練的氣愈來愈細膩、當身體感受到這些細微的信號後，自然就能感受到別人。

想要感受到別人，必須先感受到自己。

同樣的邏輯：你給不出你沒有的東西。

所以，助人工作者在治癒或療癒別人時，如果本身未達到一定的狀態，就很難做到想要的效果，因此會開藥物或者使用既定流程的治療方式。

這些方式很科學，卻不是從整體大架構方向來考量的。今天，當我們透過氣功架構大的迴圈，**將身體交給磁場運作**之後，會發現磁場幫我們療癒時，幾乎沒什麼副作用，且是一個平均的方式。

氣功，不是玄學，而是通訊醫學，是在講人與天地串聯的方式。

也因爲了解了天地人的關係，我一直希望能夠開出屬於靈性法則的藥物。也就是當藥開出來之後，患者身體變好、完整療癒的時候，磁場會變好，身邊的人也會跟著被影響，所以家庭就變好，交友圈也變好，很多好的資訊也就跟著來了。

當我們先把自己做好，扎根扎得穩，做其他的事情都會很順。

體驗分享

就這樣，快速讓心平靜

◎蔡秀晴

我身處在一個非常傳統，還跟公公、妯娌住在一起的大家庭。每年的過年期間，要上班、打掃、拜拜，還要做年菜。每年過年我都覺得自己像個金剛女戰士。

公公不喜外食，九成九的菜都得自己做。我很愛做菜，對菜色又有點龜毛，要我隨隨便便把菜端上來，我又不願意——不愛上館子嗎？沒關係，媳婦把館子搬回家！

把菜端上去拜拜後，要在一個小時左右搞出年菜，那真是戰場無誤。雖然有些事前準備可以先做，但是我只有兩隻手，還是很忙。每年除夕都搞到緊張兮兮。因為怕時間到，公公又會站在飯廳叫：不要煮了，吃飯了！

今年我一樣很緊張。此時，心中突然傳來高醫師的聲音，把身體放掉，就像沒有重力，連血管都放掉。然後，心就這樣平靜了下來，優雅地將年菜在比往年早的狀況下做完。（灑花、灑花！）

〈結語〉

天地人一起共振的幸福

非常感謝你購買這本書。

在本書中，我們學到肚臍採氣法、天樁、地樁、打開任督二脈、睡覺法。天樁和地樁是氣功的入門方法，非常簡單，實際效益是讓我們放鬆和維持身體循環。天樁適合在戶外，是陽氣的功法，讓我們擁抱地球的開心功法；地樁是放鬆、釋放的功法。

不喜歡動的人可以多練天樁；太好動的人可以多練地樁。

天樁或地樁一次練五分鐘到十分鐘即可。

一種「鬆」的方法

練氣功和做瑜伽、極限運動有什麼不同呢？

氣功是讓我們能夠感受身體每一分、每一寸的方式。氣功練到最後，跟瑜伽的感覺有一點像。差別在於，氣功會多一分與大自然的連結，跟極限運動要達成某種目標更是不同。

氣功是一種「鬆」的方法，當我們的身體愈鬆，敏感度也會愈高，對宇宙的觀察、對事情的切入狀況和智慧也會不同。

科學的導引方式

肚臍採氣法則是主動、科學性的導引方式，將我們的氣血與身體內臟連結，但因爲是人爲的，只要覺得頭脹脹、手麻麻的就要停止。把手心的熱氣帶到你覺得需要滋養的器官。肚臍採氣法是把腦部與內臟打開的功法，對健康的幫助最快。每次練五分鐘即可。

用高能量練出幸福感

我們身體的經絡需要長期滋養。氣練得很強，功法練得很精確，但人卻覺得心中不舒服，沒有幸福感，對我來說就不是練氣功的目的。

所有的氣功，不外乎建構在兩個條件。

一是能量的來源，一是能量運用的路徑。

能量的來源愈高，運用的路徑愈有效率，就是愈高等、愈完整的功法。

不論是八段錦、易筋經……各門派的氣功，都是同樣的道理，就看氣從哪裡來、能量運作的路徑怎麼走。

像我提到的肚臍採氣法，觀想太陽時，是與太陽的頻率共振。這就是肚臍採氣法「氣」的來源。

本書中的五個功法，相當於天、地、人一起共振。

我們都是一，與天、地、大自然也不曾分開。

每天練習本書簡單的功法，讓心中的門漸漸開啓。首先，我們會感到幸福，然後也將幸福傳送給我們所見到的每一個人。

這是我著書的目的，也祝福你、我、我們。

Eurasian Publishing Group
圓神出版事業機構
用心與你對話・網野無限寬廣
方智出版社
Fine Press

www.booklife.com.tw reader@mail.eurasian.com.tw

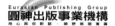

方智好讀 128

養氣：神隱中醫15年親身實證的幸福功法

作　　者／高堯楷
出版經紀／廖翊君
內頁插圖／廖淇渝
發 行 人／簡志忠
出 版 者／方智出版社股份有限公司
地　　址／台北市南京東路四段50號6樓之1
電　　話／（02）2579-6600・2579-8800・2570-3939
傳　　真／（02）2579-0338・2577-3220・2570-3636
總 編 輯／陳秋月
副總編輯／賴良珠
主　　編／黃淑雲
專案企畫／賴真真
責任編輯／溫芳蘭
校　　對／溫芳蘭・胡靜佳
美術編輯／林韋伶
行銷企畫／詹怡慧・王莉莉
印務統籌／劉鳳剛・高榮祥
監　　印／高榮祥
排　　版／陳采淇
經 銷 商／叩應股份有限公司
郵撥帳號／ 18707239
法律顧問／圓神出版事業機構法律顧問　蕭雄淋律師
印　　刷／祥峰印刷廠
2020年4月 初版
2024年9月 30刷

定價330元 ISBN 978-986-175-549-6

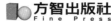

身體會告訴你什麼最好，BK測試是藏在你我身體裡的大智慧！
口中吃的、眼睛看的、耳朵聽的、腦袋想的、身上穿戴的……
生活中使用的東西都會影響你的生命能量。
BK測試能協助你做各種決策，活出更好的自己，也能發展其他許多具有價值的應用，替你找回屬於你生命中的正能量。

——《BK測試》

國家圖書館出版品預行編目資料

養氣：神隱中醫15年親身實證的幸福功法／高堯楷 著.
-- 初版. -- 臺北市：方智，2020.04
224 面；14.8×20.8 公分. --（方智好讀；128）
ISBN 978-986-175-549-6（平裝）

1.氣功 2.養生

413.94　　109001723